老年常见病防治手册

骨关节病

朴 哲 李瓦里 主编

华龄出版社

责任编辑：林欣雨
封面设计：魔弹文化
责任印制：李未圻

图书在版编目（CIP）数据

骨关节病/朴哲，李瓦里主编. —北京：华龄出版社，2012.3
ISBN 978-7-80178-941-9

Ⅰ.①骨… Ⅱ.①朴…②李… Ⅲ.①老年人－关节疾病－防治 Ⅳ.①R684

中国版本图书馆 CIP 数据核字（2012）第 056781 号

书　　名：	骨关节病
作　　者：	朴　哲　李瓦里　主编
出版发行：	华龄出版社
印　　刷：	三河科达彩色印装有限公司
版　　次：	2012年4月第1版　2012年4月第1次印刷
开　　本：	720×1020　1/16　印　张：9.375
字　　数：	110千字　印　数：1～3 000册
定　　价：	20.00元

地　　址：	北京西城区鼓楼西大街41号　邮编：100009
电　　话：	84044445（发行部）　传真：84039173

《老年常见病防治手册》编委会

主　编　吴咸中

编　委（以姓氏笔画为序）

　　　　王兴民　王　洁　王存选　白人骁　吕文光
　　　　刘恩顺　朴　哲　孙增涛　朱思伟　李维廉
　　　　李方儒　李永健　张志宏　张　虹　金银龄
　　　　赵　凯　党　群　唐艳萍　徐　勇　徐　玲
　　　　常宝成　常　柏　龚　瑾　潘从清

编写人员（以姓氏笔画为序）

　　　　丁　莎　马宝杰　牛　薇　牛秀伟　王　超
　　　　王存选　王　辉　王凤玮　付　敏　吕文光
　　　　刘恩顺　刘继威　刘冉录　刘美玉　刘　佳
　　　　牟广韬　朴　哲　乔宝民　孙增涛　孙文强
　　　　朱思伟　陈　明　李维廉　李方儒　李永健
　　　　李树颖　李小娟　李继海　李瓦里　李　健
　　　　杨俊华　杨菊红　杨　阔　张志宏　张　虹
　　　　张　萍　张世姝　金　喆　金　彦　庞　雁
　　　　单春艳　封继宏　郝　剑　姚　嫱　赵　凯
　　　　赵永捷　党　群　郭庆捷　郭思佳　郭晓荣
　　　　高　陆　高　晟　顾芳芳　贾　宁　秦玉坤
　　　　唐艳萍　徐　勇　徐　玲　崔莉红　曹振华
　　　　常宝成　常　柏　龚　瑾　董　阳　韩秀江
　　　　窦　钊　蒿俊行　廉　富　蔺　宇　潘从清
　　　　魏葆琳

编　务　高颖　邢成思

主编 朴　哲　李瓦里
编委 李继海　牟广韬　郝　剑
　　　　蒿俊行

序

随着社会的进步、经济和医学的发展，人的预期寿命不断提高，我国已经进入老龄化社会，据相关部门统计，我国60岁及以上老年人已达1.7765亿，占总人口的13.26%。老年人是许多疾病的高发人群，对医药保健知识需求较高，老年病的防治问题日益突出。为此我们编写了这套丛书。

本丛书共包括10个分册，各个分册都由本学科知名专家担任主编，他（她）们都曾参与《实用老年中西医结合治疗学》的编著工作，其学识水平、临床经验和文字水平都为丛书的编写奠定了坚实基础。为了让没有医学背景的老年朋友也能顺利地理解和运用常见老年病的防治知识，各个分册都采取问答形式，尽量浅显而详细地介绍不同疾病的基础知识、致病原因、临床表现、诊断要点、实用中西医疗法及相关心理、饮食、运动等预防方法，以便让广大读者看得懂、用得上、有实效。有条件的读者还可在阅读本丛书的基础上，参阅相关书籍，以拓展知识、加深理解。大家既做健康教育的受益者，又做健康教育的推广者，利己利人，善莫大焉。

老年人的幸福安康是社会文明和谐的重要标志。我国历来有尊老敬老的优良传统。"老吾老以及人之老"曾做为世界大同的一个重要标志，祝老人"寿比南山不老松"更是人人皆知的美好祈愿。我相信这套丛书的作者们一定能秉承仁者之心，传播济世仁术，为促进老年健康幸福发挥聪明才智，做出精诚贡献。

老年人是社会的宝贵财富，健康是老年人"老有所为，老有所乐"的基本条件。科学养生，无病早防，有病早治，是保持健康、延缓衰老的基本途径。就我个人体会而言，保持心态平和愉悦，维持健康规律的生活习惯，是我们老年人最应该注意而且能够做到的事情，于健康有大益，于家庭有大益，于社会有大益。在此，我衷心希望广大读者，特别是老年朋友，能通过阅读本书广博知识，开阔胸襟，因人制宜，学以致用，美意延年，尽登寿域。

因时间仓促，本丛书还定有一些不尽如人意之处，恳请读者和同道不吝指正。

吴咸中

2011.12

前　言

我国已经步入老龄化社会，预计 2050 年中国 60 岁以上老年人将占三成。据临床观察统计，约有半数以上的老年人承受着各种骨关节疾病之苦。

骨关节、软骨在维持人们身体健康中起着很重要的作用，因各种原因如变性、破坏均可引起关节疼痛，临床上以腰背痛为主诉的患者不计其数，除了腰椎退变、腰间盘突出等直接病因外，腰背痛主要原因为骨质疏松。

中国是世界人口骨质疏松和潜在骨质疏松症患者最多的国家，我国 50 岁以上的人群中骨质疏松症总患病率为 15.7%，而且，随着人口寿命的延长，这一比例还在逐步增加。在我国，70%~80% 的中老年骨折是因骨质疏松引起的，其中，每年新发骨质疏松性脊柱椎体骨折约有 181 万人，髋部骨折病例为 23 万。因此，老年骨关节炎和骨质疏松已成为全世界需要研究的重要课题。

近 10 年，我国在骨与关节性疾病的基础研究上取得了可喜的成绩。在保守治疗骨关节炎方面，不断开发透明质酸或环氧化酶抑制剂等新药；软骨移植、软骨细胞抑制和间充质干细胞移植等新技术给患有股骨头坏死、骨关节炎等骨关节疾病的患者带来了福音，人工关节置换术提高了晚期股骨头坏死、骨关节炎患者的生活质量。骨科患者的康复治疗也在增加肌力和关节活动度方面起了很重要的角色。

为普及骨关节疾病的预防和治疗知识，提高人们对骨与关节疾病重要性的认识和全民健康水平，我们编写了这本科普图书，作者均为临床骨科医生，结合临床实践经验，根据临床骨关节疾病患者经常遇到的问题，主要介绍了老年人骨与关节疾病的发病原因、化验检查、日常生活中注意的事项，力求以科普形式、通俗易懂的语言，解答患者普遍关心的各种骨关节疾病的相关问题。

作者

2012.2

目　录

骨关节炎和骨关节病是一回事吗? ………………………… 1
骨关节炎的名称都有哪些? ………………………………… 1
骨关节炎的发病率怎么样? ………………………………… 1
引起骨关节炎的主要因素是什么? ………………………… 2
年龄、职业和骨关节炎发病有关系吗? …………………… 3
骨关节炎都有哪些症状? …………………………………… 3
骨关节炎的 X 线表现有什么? ……………………………… 4
骨关节炎患者临床实验室检查都有哪些? ………………… 5
"骨刺"会引起关节疼痛吗? ………………………………… 5
补钙会不会加重骨刺的生长? ……………………………… 5
手法按摩能去除骨刺吗? …………………………………… 6
适当晒太阳对骨性关节炎有好处吗? ……………………… 6
久坐会引起骨性关节炎吗? ………………………………… 6
夏天如何预防骨性关节炎? ………………………………… 7
手指关节炎一般会出现什么症状? ………………………… 7
手指的关节炎如何治疗? …………………………………… 8
骨质增生就是骨关节炎吗? ………………………………… 8
多吃糖会加重骨关节炎吗? ………………………………… 8
吸烟会加重骨性关节炎的症状吗? ………………………… 9
有能去除骨刺的药物吗? …………………………………… 9
急性扭伤会引起骨性关节炎吗? …………………………… 9
着凉会诱发骨性关节炎吗? ………………………………… 10
膝关节骨性关节炎都有哪些症状? ………………………… 10
骨关节炎和哪些疾病相鉴别? ……………………………… 10

得了骨关节炎怎么治疗？ …………………………………………… 11
骨关节炎病人保守治疗都有哪些？ …………………………………… 12
膝关节疼痛时越痛越活动对吗？ ……………………………………… 13
贴膏药能治疗骨性关节炎吗？ ………………………………………… 13
外用膏药的目的是什么？ ……………………………………………… 14
骨性关节炎关节腔内注射"润滑液"就能好吗？ …………………… 14
关节镜能治疗骨性关节炎吗？ ………………………………………… 15
人工关节置换术是怎么回事？ ………………………………………… 15
人工关节置换术能解决什么问题？ …………………………………… 16
人工关节能用多少年？ ………………………………………………… 16
骨关节炎患者的饮食怎么调养？ ……………………………………… 16
骨性关节炎的预后怎么样？ …………………………………………… 17
中医药对于骨性关节炎的认识是什么？ ……………………………… 17
中药治疗能治愈骨性关节炎吗？ ……………………………………… 18
什么叫类风湿性关节炎？ ……………………………………………… 18
怎样才能诊断类风湿性关节炎？ ……………………………………… 18
类风湿性关节炎仅仅是关节疾病吗？ ………………………………… 19
类风湿性关节疾病会遗传吗？ ………………………………………… 19
类风湿性关节炎的内因是什么？ ……………………………………… 20
什么样的人会得类风湿性关节炎？ …………………………………… 20
类风湿性关节炎的发病和潮湿环境有关吗？ ………………………… 20
哪些诱因会诱发类风湿性关节炎症状？ ……………………………… 21
类风湿性关节炎的症状都有哪些？ …………………………………… 21
类风湿性关节炎检查指标都有哪些？ ………………………………… 21
检查指标都是阴性说明不是或者是类风湿性关节炎吗？ …………… 22
晨僵指什么？ …………………………………………………………… 23
类风湿性关节炎有哪些内脏方面的表现？ …………………………… 23
类风湿性关节炎的临床分期如何？ …………………………………… 25
类风湿性关节炎血沉的快慢说明什么问题？ ………………………… 25
类风湿性关节炎能治愈吗？ …………………………………………… 25

类风湿性关节炎需要抗炎吗？ ……………………………… 26
类风湿性关节炎怎么治疗？ ……………………………… 26
类风湿性关节炎的急性期和慢性期治疗原则是什么？ …… 27
非甾体类药物对胃的刺激都很大该怎么办？ …………… 27
常用的非甾体类药物都有哪些？ ………………………… 28
类风湿性关节炎需要激素治疗吗？ ……………………… 29
类风湿性关节炎使用激素治疗时应当注意什么？ ……… 29
怎样用激素治疗类风湿性关节炎？ ……………………… 29
使用激素会有哪些副作用？ ……………………………… 30
类风湿性关节炎患者除激素外还需要哪些药物？ ……… 31
类风湿性关节炎患者能否接受关节腔内注射治疗？ …… 34
类风湿性结节怎么处理？ ………………………………… 34
生物制剂对于类风湿性关节炎疾患有什么样的治疗前景？ … 34
类风湿性关节炎患者关节畸形必须手术治疗吗？ ……… 35
什么时候需要关节置换？ ………………………………… 35
中医怎样认识类风湿性关节炎？ ………………………… 36
中医药治疗类风湿性关节炎的原则是什么？ …………… 36
针灸可以治疗类风湿性关节炎吗？ ……………………… 36
刮痧可以治疗类风湿性关节炎吗？ ……………………… 37
类风湿的危害有哪些？ …………………………………… 37
类风湿性关节炎的患者有哪些常见的护理措施？ ……… 38
类风湿性关节炎的治疗应注意哪些方面？ ……………… 38
类风湿会对眼睛造成危害吗？ …………………………… 39
什么样的食物会使类风湿性关节炎加重？ ……………… 40
类风湿性关节炎患者的疼痛有哪些特点？ ……………… 40
为什么不能轻视类风湿性关节炎的治疗？ ……………… 41
不同类型的类风湿性关节炎的症状有哪些？ …………… 41
类风湿性关节炎与感染有关吗？ ………………………… 42
类风湿性关节炎手指关节痛怎么办？ …………………… 43
类风湿性关节炎的患者注意事项有哪些？ ……………… 43

类风湿性关节炎患者的饮食怎么调养？ …… 44
类风湿性关节炎患者怎么运动？ …… 44
什么是腰椎间盘？ …… 45
什么是腰椎间盘突出症？ …… 45
什么叫腰椎骶化和骶椎腰化？ …… 45
什么是腰椎滑脱？ …… 46
什么是腰椎管狭窄症？ …… 46
引起腰椎间盘突出的原因是什么？ …… 47
腰椎间盘突出症发病前有哪些征兆？ …… 47
腰椎间盘突出症为什么好发于腰第4段至第5腰椎间盘？ …… 48
腰椎间盘突出症遗传吗？ …… 48
为什么有些腰椎间盘突出症患者只有腰痛？ …… 48
为什么腰椎间盘突出症有些表现为下肢疼痛与麻木？ …… 49
腰椎间盘突出症能引起大小便失禁吗？ …… 49
腰椎间盘突出症能导致瘫痪吗？ …… 49
突出的腰椎间盘能复位吗？ …… 50
腰椎间盘突出症CT图像的主要表现有哪些？ …… 50
腰椎间盘突出症患者的磁共振（MRI）检查有什么用？ …… 50
腰肌扭伤会引起腰椎间盘突出症吗？ …… 51
梨状肌综合征与腰椎间盘突出症有什么关系？ …… 51
腰椎间盘突出症有哪些治疗方法？ …… 52
腰椎间盘突出症的治疗原则是什么？ …… 52
卧床休息对腰椎间盘突出症患者有什么意义？ …… 52
什么是骶管注射疗法？ …… 53
牵引对腰椎间盘突出症有什么作用？ …… 53
腰椎间盘突出症的髓核化学溶解疗法是怎么回事？ …… 53
哪些腰椎间盘突出症可用经皮穿刺治疗？ …… 54
腰椎间盘突出症手术治疗有哪几种方式？ …… 54
腰椎间盘突出症的手术治疗会有哪些危险？ …… 55
腰椎间盘突出症患者手术后应注意哪些问题？ …… 56

腰椎间盘突出症治疗的预后如何？……………………… 56
腰椎疾病患者临床治愈后可以参加哪些体育运动？……… 57
腰椎疾病不能参加哪些锻炼？………………………… 57
腰痛时可以锻炼吗？…………………………………… 58
什么叫间歇性跛行？…………………………………… 58
脊柱也能发生结核吗？………………………………… 58
脊柱结核能早期发现吗？……………………………… 59
脊柱结核的治疗效果怎么样？………………………… 59
脊柱常发生什么肿瘤？………………………………… 59
脊柱转移性肿瘤怎样治疗？…………………………… 59
什么是颈椎病？………………………………………… 60
颈椎病有几种类型？…………………………………… 60
引起颈椎病的原因？…………………………………… 60
颈椎病与职业有关吗？………………………………… 61
颈椎骨刺就是颈椎病吗？……………………………… 61
什么是根型颈椎病？…………………………………… 61
什么是脊髓型颈椎病？………………………………… 62
什么是椎动脉型颈椎病？……………………………… 62
头晕、恶心、耳鸣就是颈椎病吗？…………………… 63
手麻是得了颈椎病吗？………………………………… 63
美尼尔病和颈椎病性眩晕有什么不同？……………… 63
什么是肩周炎？………………………………………… 64
如何治疗肩周炎？……………………………………… 64
肩周炎与根型颈椎病有什么不同？…………………… 64
交感型颈椎病有怎样表现？…………………………… 65
颈部有响声是颈椎病吗？……………………………… 65
照片上颈椎变直就是颈椎病吗？……………………… 65
颈椎病必须手术治疗吗？……………………………… 66
颈椎病手术前需要戒烟吗？…………………………… 66
哪些颈椎病可以保守治疗？…………………………… 66

颈椎手术前需要病人做什么配合？……………………… 66
什么是颈椎管狭窄症？……………………………………… 67
颈椎前、后路手术的选择有什么区别？………………… 67
前路手术是怎样进行的？………………………………… 67
颈椎后路手术是怎样进行的？…………………………… 68
颈椎病能治愈吗？………………………………………… 68
哪些颈椎疾患可以采用牵引治疗？……………………… 68
哪些颈椎疾患不适宜牵引治疗？………………………… 69
落枕是怎么回事？………………………………………… 69
如何治疗落枕？…………………………………………… 70
老年人容易发生什么类型的骨折？……………………… 70
如何治疗胸腰椎骨折？…………………………………… 70
发生腕部骨折有什么症状？……………………………… 71
什么叫髋部骨折？………………………………………… 71
髋部骨折有什么危险？…………………………………… 72
什么叫粗隆间骨折？……………………………………… 72
粗隆间骨折有什么症状？………………………………… 73
粗隆间骨折容易愈合吗？………………………………… 73
粗隆间骨折如何治疗？…………………………………… 74
什么是粗隆间骨折的保守治疗？………………………… 74
粗隆间骨折的手术治疗是什么？………………………… 75
为什么会股骨颈骨折？…………………………………… 75
股骨颈骨折发生的机制及预后是什么？………………… 76
股骨颈骨折有什么症状？………………………………… 76
如何治疗股骨颈骨折？…………………………………… 77
哪些股骨颈骨折患者适合保守治疗？…………………… 77
股骨颈骨折后会发生骨折不愈合吗？…………………… 78
股骨颈骨折后是不是治疗越早越好？…………………… 79
股骨颈骨折手术治疗的方法有哪些？…………………… 79
股骨颈骨折患者治疗上有哪些危险性？………………… 81

股骨颈骨折容易发生哪些合并症? …………………………… 81
股骨颈骨折术后股骨头坏死的取决于哪些因素? …………… 82
防止股骨头坏死应该注意什么? …………………………… 82
糖尿病患者能做手术吗? …………………………………… 83
术前医生为什么将口服降糖药改为胰岛素? ……………… 84
为什么术前要做检查? ……………………………………… 84
做完手术是不是等于痊愈了? ……………………………… 85
什么叫股骨头坏死? ………………………………………… 86
缺血性股骨头坏死的原因是什么? ………………………… 86
股骨头坏死有什么症状? …………………………………… 87
酒精中毒如何引起股骨头缺血性坏死? …………………… 87
激素引起股骨头缺血性坏死的发病机制是什么? ………… 88
激素的使用与股骨头缺血性坏死有何关系? ……………… 90
治疗过程中为何有些患者疼痛减轻,而有些患者加重? … 90
股骨头坏死后为什么会出现跛行? ………………………… 91
如何诊断股骨头坏死? ……………………………………… 91
股骨头坏死能治愈吗? ……………………………………… 92
缺血性股骨头坏死患者为什么需要拄拐? ………………… 92
什么是人工髋关节置换? …………………………………… 93
人工髋关节置换术后要保持什么样的姿势? ……………… 94
髋关节术后需应注意哪些问题? …………………………… 94
人工髋关节置换术后会疼吗? ……………………………… 95
置换术后多长时间可以下地? ……………………………… 95
术后患者下肢肌肉力量练习方法有哪些? ………………… 96
髋关节置换出院后日常生活需要注意些什么? …………… 96
髋关节置换出院后该怎么进行运动? ……………………… 96
出院后需要吃药吗? ………………………………………… 97
人工髋关节置换术后如何上下楼梯? ……………………… 97
人工髋关节置换术后准备什么? …………………………… 98
人工髋关节置换术后有哪些并发症? ……………………… 99

人工髋关节置换术术后为什么要查下肢静脉彩超？ …… 99
什么是深静脉血栓？ …… 99
人工髋关节置换术后深静脉血栓的发生率高吗？ …… 100
人工髋关节置换术后多长时间发生深静脉血栓？ …… 100
深静脉血栓有什么症状？ …… 100
深静脉血栓如何预防？ …… 101
发生深静脉血栓怎么办？ …… 101
人工髋关节置换术后感染发生率高吗？ …… 102
人工髋关节置换术感染原因以及各期特点是怎样的？ …… 103
人工髋关节置换术后感染有什么症状？ …… 104
怎么诊断人工髋关节置换术后感染？ …… 105
人工髋关节置换术后发生感染怎么办？ …… 105
人工髋关节的使用寿命是多少？ …… 106
人工髋关节置换术后为什么要注意预防脱位？ …… 107
人工髋关节术后脱位有什么症状？ …… 107
什么是人工髋关节反复脱位？ …… 108
什么叫假体松动？ …… 108
假体松动有什么症状？ …… 109
假体松动的原因是什么？ …… 109
如何知道假体松动？ …… 109
人工髋关节术后如何预防脱位？ …… 110
什么叫髋关节翻修术？ …… 111
什么是骨质疏松症？ …… 111
骨质疏松症有什么特点？ …… 112
什么是酒精性骨质疏松症？ …… 112
为什么绝经期妇女容易患骨质疏松症？ …… 112
甲状旁腺功能和骨质疏松症有关系吗？ …… 113
降钙素和骨质疏松有关系吗？ …… 113
骨质疏松症遗传吗？ …… 113
什么样的饮食容易患骨质疏松症？ …… 114

废用性骨质疏松是什么意思？ …………… 114
哪些药物可导致骨质疏松症？ …………… 114
吸烟、喝酒和骨质疏松症有关系吗？ …………… 115
骨质疏松症能引起疼痛吗？ …………… 115
骨质疏松症为什么引起身长缩短、驼背？ …………… 115
骨质疏松症还有其他什么严重并发症？ …………… 116
为什么绝经期妇女容易得骨质疏松症？ …………… 116
哪些人群需进行骨密度的检测？ …………… 116
怀疑骨质疏松症需要进行哪些化验检查？ …………… 117
什么叫骨密度检测？ …………… 117
怎么进行骨密度检测？ …………… 118
怎么阅读骨密度检测报告单？ …………… 118
为什么骨质疏松症预防比治疗更重要？ …………… 119
怎么预防骨质疏松症？ …………… 119
营养对骨质疏松症预防有意义吗？ …………… 120
怎么样减少骨质疏松症患者的骨折几率？ …………… 120
哪些药物可以用来治疗骨质疏松症？ …………… 120
什么是激素代替疗法？ …………… 121
选择性雌激素受体调节剂能治疗骨质疏松症吗？ …………… 121
其他治疗骨质疏松症的药物还有哪些？ …………… 122
中医可以治疗骨质疏松症吗？ …………… 122
哪些食品含钙量高？ …………… 122
骨质疏松症有哪些并发症？ …………… 123
什么是拇外翻？ …………… 123
拇外翻和先天因素有关吗？ …………… 123
造成拇外翻的后天因素有哪些？ …………… 124
拇外翻为什么会引起疼痛？ …………… 124
拇外翻可分为几个阶段？ …………… 124
拇外翻患者怎么进行脚部保养？ …………… 125
大脚骨就是拇外翻吗？ …………… 125

拇外翻怎么根据 X 线进行分类？ …………………………… 126
拇外翻患者有哪些典型的临床表现？ ………………………… 126
怎么根据 X 线诊断拇外翻？ …………………………………… 126
可以根据拇外翻形成原因进行保守治疗吗？ ………………… 127
拇外翻保守治疗有哪些辅具？ ………………………………… 127
重症拇外翻患者怎么进行治疗？ ……………………………… 128
拇外翻可以自己根据情况进行治疗吗？ ……………………… 128
什么是拇外翻的非手术疗法？ ………………………………… 128
拇外翻的手术疗法有哪些？ …………………………………… 128
中西医结合微创技术治疗拇外翻有哪些优势？ ……………… 129
哪些拇外翻患者需要进行手术治疗？ ………………………… 129
拇外翻手术后需要怎么进行康复？ …………………………… 130
拇外翻手术后的康复应注意什么问题？ ……………………… 131

骨关节炎和骨关节病是一回事吗？

这两者不是一回事，骨关节炎是一种慢性、非炎症性关节疾病，以关节疼痛、变形和活动受限为主要特点，而骨性关节病则是指以骨性关节炎为主要表现的一系列软骨及滑膜等关节周围组织病变的疾病总称。

骨关节炎的名称都有哪些？

骨关节炎又称退行性变关节炎、增生性关节炎、老年性关节炎等。我们所说的骨刺、骨质增生、颈椎病、髌骨软化、腰椎病（比如由于腰椎间盘退行性变所引起的椎间盘突出）都属于骨关节炎的范畴。

骨关节炎的发病率怎么样？

骨关节炎可从 20 岁便开始发病，但大多数人没有症状，一般不易发现。骨关节炎的患病率随着年龄增长而增加，女性比男性多见。世界卫生组织统计，50 岁以上人群中，骨关节炎的发病率为 50%，55 岁以上的人群中，发病率为 80%。我国骨关节炎的发病情况约占总人口的 10%，为 1 亿人左右。1990 年，我国只有 4000 多万骨关节炎患者，而 2000 年已达到 8000 万，目前患者人数达到了 1 亿多人，根据 WHO 预测，到 2015 中国骨病患者将达到 1.5 亿，中国将成为世界骨关节炎患病人数最多的国家之一。

引起骨关节炎的主要因素是什么？

在生活中有很多因素都可以导致关节软骨的破坏。受凉、劳累、轻微外伤都可以导致关节疼痛和酸胀感，虽然明确的病理过程还不清楚，但是下列因素与骨关节炎的形成有密切的关系：

1. 体重：体重越高的人患有骨性关节炎的可能性越大，因为体重增加会导致关节负重的增加，活动关节时，关节内的结构受到的摩擦、挤压的机械损伤也会随着增加。另外，体重增加引起姿势、步态及运动习惯的改变，也可能是产生骨关节炎的原因。

2. 年龄：年龄是骨关节炎最重要的治病因素之一，发病率随着年龄的增长而不断增高，因为老年以后人的肌肉功能减退，外周神经系统的功能也在减低，反射减弱，神经传导时间长，这就是我们经常说的老年人反应比较迟缓，由此可能导致神经和肌肉运动的不协调，从而更容易引起肌肉的损伤；另外，随着年龄的增长，老年人骨的结构也在不断变化，骨中的无机物的含量进行性升高（如年轻人为50％，而中老年人分别增加到66％和80％），无机物含量升高使骨骼的弹性和韧性变差，同时供应关节血流减少可导致关节软骨细胞的功能和软骨性质的改变。

3. 过度的应用及损伤：大多数的膝关节损伤，包括交叉韧带和半月板撕裂是膝骨关节炎的常见病因，半月板切除后的人中有89％会出现骨关节炎改变，绝大多数前交叉韧带完全破裂的人可发生膝骨关节炎。骨关节炎也与多种体育运动，比如马拉松运动（髋骨关节炎）、足球运动（膝和髋骨关节炎）等有关。另外，一些不良的习惯也可以诱发骨性关节炎的发生，如长期作业在电脑前、睡眠姿势不良、枕头不合适者颈椎骨质增生的发病率特别高。

4. 激素水平：50岁以后的妇女比同年龄的男性发生骨关节炎的几率高，这可能与绝经后妇女雌激素分泌减少有关，有研究认为，服用雌激素的妇女比不服用者发生骨关节炎的几率小。

5. 遗传因素：遗传因素也可能对骨关节炎的发生率产生影响，比如先天性结构异常和缺陷（如先天性髋关节脱位，髋臼发育不良和股骨头骨骺脱位等）、软骨或骨的代谢异常。肥胖和骨质疏松等均可以导致骨性关节炎的发病率升高。

年龄、职业和骨关节炎发病有关系吗？

年龄是骨关节炎发病的重要原因之一，年龄越大患关节炎的几率越大。因为老年患者神经反射相对迟缓，造成各种运动不协调，从而出现肌肉损伤等情况；老年人骨质的改变，骨的弹性及韧性变差。老年人软骨出现退化，使得细胞分裂减少从而使软骨修复的速度远远赶不上软骨的损伤程度，造成不可逆的软骨损伤。

另外，骨关节炎与职业有密切关系。长期反复使用某些关节的人群，可引起这些关节患病率的增加，比如拳击运动员的掌指关节及肩关节，煤矿工人的肘关节，棒球运动员的膝关节，芭蕾演员的踝关节等。

骨关节炎都有哪些症状？

骨性关节炎起病缓慢，多因受凉、劳累后或者轻微外伤后出现关节疼痛和酸胀感。疼痛是骨关节炎最常见的症状。疼痛多为间歇性疼痛，严重时可以出现持续性疼痛，甚至出现撕裂样或针刺样疼痛。发病的初期疼痛多发生于活动后，负重后较明显，休息时可以缓解。随着病程时间的延长，休息时甚至夜间也可以发生疼痛。晨僵也是骨性关节炎的主要表现之一，表现为关节负重后出现暂时的僵硬，或者从一个姿势变为另一个姿势时活动感到不便，早晨起床或者久坐以后症状比较明显。僵硬持续时间短，一般为30分钟内，活动后多可缓解。疼痛也可在天气阴冷或下雨天症状加重，严重者可出现活动障碍。

当骨性关节炎慢慢加重至晚期骨赘形成时，滑膜皱襞受到骨赘的刺激产生炎性反应，出现疼痛加剧，关节活动范围逐渐减小，甚至固定于某一姿势。还有的患者常在活动受累关节时会感到"咯嗒"一声，伤膝立即像有东西卡住了似的不能动，这是由于关节内出现了游离体或者是漂浮的软骨碎片，我们称为"交锁"现象，这种现象的出现严重影响了关节的正常活动。

骨关节炎的X线表现有什么？

X线检查是骨关节炎诊断及观察病情进展的主要手段。骨关节炎早期可无明显变化，随着病情进展，受累关节的软骨丢失，可以出现关节间隙不对称狭窄，这种狭窄一般分布于受力较大的区域，如髋关节的外上侧和膝关节的内侧胫股间隙。随着软骨间隙狭窄的逐渐加重逐渐硬化，并可延伸到临近的骨段，最后可以在X线上看到多发、不规则、大小各异的骨硬化缘，称之为"囊变"。

骨赘形成也是主要特征之一，主要发生于退行性变关节的低应力区，大多数为边缘形，X线上表现为包绕关节边缘的大小各异的新骨。多在关节的一侧更加突出。

在X线中还可以见到椎体后缘、前缘及后纵韧带骨化，前缘可见骨赘形成，骨赘甚至可以连接相邻的椎体形成"骨桥"。

骨关节炎患者临床实验室检查都有哪些？

骨关节炎没有特异性的实验室检查，但需要进一步与其他疾病鉴别。临床诊断常应用血沉正常（<20mm/h），C反应蛋白不增高，类风湿因子阴性。关节液呈黄色或草黄色，粘度正常，凝固试验正常，其白细胞含量低于$2\times10^9/L$，糖含量很少低于血糖水平的50%。

"骨刺"会引起关节疼痛吗？

"骨刺"本身不会引起关节的疼痛，要看是否有压迫到神经根或是脊椎，如果没有的话就不会有什么让人不适的症状产生。相反的，如果骨刺刚好压迫到附近的神经根或是压迫到脊椎，就可能会有身体僵硬不能灵活弯身、疼痛、红肿、麻痹、关节变形、肌肉无力等症状。

补钙会不会加重骨刺的生长？

骨刺是关节因种种原因造成软骨的磨损、破坏，并促成骨头本身的修补、硬化与增生，是一种自然的老化现象。一般长骨刺就表示此人的脊椎进入老化阶段，这种老化过程必然会出现人体骨骼中钙的流失，但这并不会阻碍人体内骨刺的生成，说明补钙不会增加骨刺的生成，因此，对于骨质疏松的中老年人适当的补钙是有必要的。

手法按摩能去除骨刺吗？

手法按摩是以中医的脏腑、经络学说为理论基础，并结合西医的解剖和病理诊断，用手法作用于人体体表的特定部位以调节机体生理、病理状况，达到理疗目的的方法，从性质上来说，它是一种物理的治疗方法，对于缓解骨刺压迫神经引起的各种症状有很好的疗效，但是，骨刺是骨质老化的一种实质性的表现，所以，单纯通过手法按摩很难去除骨刺。

适当晒太阳对骨性关节炎有好处吗？

从中医的角度来看，日光具有温通经络和"升阳"的作用，阳虚体弱、禀赋不足的人群适当晒晒太阳对改善体质有很大帮助。当然，晒太阳还必须讲科学，对晒太阳时间的长短和一天早晚各时段光线的强度必须有一定的了解，并需根据季节的更替和气候的变化因时因地灵活调节才能有助于养生和疗病。

久坐会引起骨性关节炎吗？

长期伏办公桌、使用电脑、开车等"久坐族"，逐渐成为关节炎的易患人群。医生提醒，办公室人员尤需注意保护肩、腕、膝、踝等关节部位。

"久坐族"经常锻炼身体，如散步、游泳、骑脚踏车及不负重的关节屈伸活动，避免长时间做同一动作或使关节固定于同一姿势，并适时补钙，保持正常体重，防止过度疲劳，注意保暖，可降低患关节炎的几率。此外，注意科学膳食，也有助于防止关节病变。

夏天如何预防骨性关节炎？

当炎炎夏日来临的时候，很多人都喜欢整天躲在空调间里，虽然避免了高温的折磨，却也为骨性关节炎的发生带来很大风险。一般来说，女性和中老年人是"空调病"的重点防范人群。女性由于本身体质较弱，对于温度变化的适应能力比男性要差，受冷刺激的反应比较明显，容易出现手脚冰凉、肢体僵硬的现象；老年人相对于年轻人身体免疫机能与平衡系统都处于衰退的状态，抵抗力较差，长期处于空调房内非常容易受凉导致颈、腰椎僵硬、关节水肿，甚至引起关节炎、颈椎病。

手指关节炎一般会出现什么症状？

晨僵是手指关节炎的常见症状之一，通常在关节疼痛前出现。关节僵硬开始活动时疼痛不适，关节活动增多则晨僵减轻或消失。手指关节炎晨僵的症状在早晨明显、午后减轻。这是因为睡眠时趾或指关节不活动，水肿液积聚于炎性关节内，当关节及肌肉活动时，促使水肿液及炎性产物被淋巴管及微静脉吸收入循环，晨僵消失。

手指关节炎关节肿痛的症状一般呈对称性，总是侵及手指关节炎患者的掌指关节、趾间关节、腕关节、肩关节、踝关节及膝关节。关节红、肿、热、痛、活动障碍。炎症加剧时，关节积液及肿胀明显，终日关节疼痛，但以清晨关节疼痛最显著，以致病人不能活动，发展到一定程度其他关节也出现对称性疼痛、肿胀及晨僵。

手指的关节炎如何治疗？

手指关节炎也是关节炎中的一种。它的出现同样使患者的生活受到了严重影响，轻微的手指关节炎可采取保守疗法，保守治疗主要是通过患者改变不良的生活习惯，进行适度运动和物理治疗、增强肌肉力量等，这有助于减轻症状，延缓关节的退变。当急性发作时，应短期休息，并可用夹板或石膏作暂时固定。急性发作后，可进行适当的活动和有计划的功能锻炼。老年人适当地锻炼可加强关节的稳定性，减慢退行性变化的发生。不过要注意避免过度活动和慢性损伤。各种透热疗法可促进局部血液循环，起到缓解疼痛的作用；对有局限性压痛点的患者，可应用药物作局部封闭，可起到抗炎、消肿、止痛的作用。

骨质增生就是骨关节炎吗？

这种观点是错误的，通过X片发现的骨质增生并不都是骨关节炎，单纯的骨质增生没有疼痛、关节活动受限的症状，只有具备疼痛、腿伸不直、蹲不下等临床表现，才能诊断为骨关节炎。

多吃糖会加重骨关节炎吗？

多糖饮食与炎症关系密切，摄取过量的糖很容易导致关节炎症状加重或者本已康复的关节炎再次复发。

正常人的体液是弱碱性的，糖为酸性物质，当体液环境为酸性时，很容易发生疾病。如果甜食吃得太多，会使体内某些物质代谢失调，从而加重某些疼痛感。人体内碱性物质贮备少是疼痛原因之一，如果再多吃糖，中和掉人体体液中的部分碱性，无形中会加重关节疼痛和肿胀。

糖类易致过敏，可加重关节滑膜炎的发展。从中医角度来看，关节炎日久不愈，常以湿热多见，糖类及脂肪会助湿生热，加重病情。

吸烟会加重骨性关节炎的症状吗？

有研究表明，吸烟能引起颈部、背部、膝关节及其他关节的疼痛或者引起关节炎。

为什么吸烟会加重疼痛？首先，尼古丁是一种很强的刺激物，会影响大脑对刺激的感觉过程和疼痛的中枢感觉，从而改变了患者对疼痛的感觉。其次，吸烟会减少肌肉组织中的血供，增加血栓形成的机会，或者减少肌肉和关节组织中营养物质的转运，从而导致骨骼肌肉组织的广泛损伤。另一方面，吸烟者在心理上的疼痛阈值较低。

有能去除骨刺的药物吗？

没有特效药物可以去除骨刺。因为骨刺是一种增生的骨质，和周围正常骨混为一体，它们之间无明显分界，因此，药物是不能区别哪些是增生骨、哪些是正常骨的。现在市场上宣称可以治疗骨刺的药物都是针对骨刺所引起的各种症状而采取对症治疗的。

急性扭伤会引起骨性关节炎吗？

急性扭伤不会直接导致骨性关节炎，但急性扭伤后若处理不当可以成为骨性关节炎发病的诱因。由于急性扭伤时压力的传导常常导致软骨损伤，另外，急性扭伤时常常合并关节的一些结构（如韧带，肌腱或半月板）的损伤，这样的患者即使不从事大量的关节负荷运动，也会因关节保护功能减退或丧失而引起骨性关节炎。

着凉会诱发骨性关节炎吗？

曾有学者在寒冷的环境中对健康人和关节炎病人进行过一系列研究证实，关节炎病人对寒冷较为敏感。如健康人和关节炎病人同时在短时间内从30℃降到15℃的寒冷环境中，健康人可出现关节痛；若降温幅度小、时间长，则健康人不会出现疼痛，而关节炎病人会出现关节痛症状。

关节炎病人在寒冷环境中，皮肤温度下降要比健康人慢，当进入温暖环境时，皮肤温度上升也较健康人慢。这是因为，病人的周围血管收缩和扩张时间延长，且收缩、扩张得不充分。因此，在突然寒冷时，病人往往会发生关节痛。

膝关节骨性关节炎都有哪些症状？

膝关节骨性关节炎是临床上最常见的骨关节炎。患者常诉走路时感疼痛，休息后好转，久坐久站时觉关节僵硬，走动及放松肌肉可使僵硬感消失。症状时轻时重，甚至每天可有差别。关节肿大常由骨质增生导致，亦可由少量渗液所致，急性肿胀提示关节腔内出血。

骨关节炎和哪些疾病相鉴别？

骨关节炎与类风湿关节炎、强直性脊柱炎均有关节活动出现的疼痛，并伴有关节活动不利，但其疾病发展结果及具体治疗方法有很大区别，所以，骨关节炎应与类风湿关节炎、强直性脊柱炎相鉴别。

类风湿关节炎

发生于年轻女性，首发"症状"多为对称性小关节疼痛、肿胀及晨僵。常伴有全身不适和乏力。一般从四肢远端的小关节开始，然后发展到慢性持续性对称性多个关节炎。常被累及的部位有双手腕、掌指及近端指间关节，其他关节如肩、肘、膝、踝、脚趾关节等也易被累及。

强直性脊柱炎

多在40岁以前发病，男性多于女性。病人一般早期出现下腰部及臀部疼痛，晚期可发生脊柱强直，活动受限，髋关节亦常受累，有时症状与骨关节炎相似。关节疼痛常始于下肢大关节如髋、膝、踝等，多为非对称性。骶髂关节病变是其突出的表现之一。X线表现和骨关节炎有明显不同。

得了骨关节炎怎么治疗？

作为一种退行性疾病，骨性关节炎目前尚无有效的根治方法，但可以通过各种治疗干预方法减轻疼痛，以达到改善关节功能障碍的目的。

一般疗法

由于该病的发生与病人的年龄、体重、遗传、代谢等因素有关，因此患者应合理饮食、规律生活。首先应避免过重的负荷，调整劳动强度。对于膝、髋等负重关节骨关节炎患者应适当减轻体重，并减少爬山、蹬车等增加关节负荷的体育运动。同时进行理疗，与有氧运动进行有效的配合，有助于提高病人的肌力，并对于改善关节活动范围，增强局部血液循环，增强关节功能有重要作用。

药物治疗

治疗骨性关节炎的药物主要是用于缓解关节疼痛。包括非甾体抗炎药及软骨保护剂。

1. 非甾体抗炎药（NSAID）：是一种抗炎、镇痛及退热药物，主要用于缓解关节疼痛，减少关节的僵硬，同时减轻关节的炎症，改善关节的功能。临床上常用的药物有阿司匹林、扶他林、芬必得等。

2. 软骨保护剂：对于非药物治疗及止疼药治疗无效的患者，可以考虑关节腔内注射玻璃酸钠注射液（施沛特），每周1次，5次为1疗程，这种物质是关节液的主要成分，可明显缓解关节炎疼痛等症状。另外，口服硫酸氨基葡萄糖（维骨力）可以改善关节疼痛和修复关节早期病变，长期使用有改善骨关节炎症状和延缓病情发展的作用，可与非甾体抗炎药同时服用。

手术治疗

关节症状较重的患者，可以行关节镜下关节清理术，若发现有导致力学改变的畸形存在，应行截骨术或者其他矫形术以纠正力线不正，年龄较大而症状较重的患者可以行人工关节置换术。

骨关节炎病人保守治疗都有哪些？

1. 一般疗法：根据患者骨关节炎的部位及形成原因，避免日常生活中一些不良生活习惯，导致骨关节炎再次加重。如对于膝关节炎病人应减少增加膝关节使用率的活动；对于脊柱骨性关节炎的病人应睡硬板床，枕头不应过高，养成良好的睡觉姿势；对于过于肥胖的病人应适当减轻体重。同时患者应加强关节周围肌肉的锻炼，如膝关节骨性关节炎的病人可以在仰卧状态下行直腿抬高锻炼，进行股四头肌功能锻炼；腰椎退行性骨关节炎的病人可进行腰部功能锻炼，以加强腰背肌力量，防止关节炎进一步加重。

2. 药物治疗：口服药主要是一些非甾体抗炎药，如阿司匹林、扶他林、芬必得等，这类药物对缓解骨性关节炎所引起的疼痛有比较好的疗效，还可以口服硫酸氨基葡萄糖（维骨力）以修复关节早期病变。另外，骨性关节炎的患者，关节腔注射玻璃酸钠注射液对于缓解患者受累关节的疼痛有比较好的效果。

3. 中医治疗：对于早期的骨性关节炎患者，行中医保守治疗往往可以收到比较满意的效果，如湿敷、药物熏蒸、针灸、拔罐、膏药、按摩等均对骨性关节炎的疼痛有比较好的止痛效果。

骨性关节炎患者应根据个人情况，到正规医院选择适合自己的治疗方法，千万不可自行盲目治疗，以免延误病情。

膝关节疼痛时越痛越活动对吗？

在膝关节炎导致疼痛时应尽量减少膝关节的活动，以免加重膝关节骨性关节炎引起的疼痛，当疼痛缓解以后可以适当进行关节活动，并可在膝关节非负重情况下进行功能锻炼，如病人平躺，伸直患肢缓慢抬起到最高点，再慢慢放下，如此反复进行股四头肌的功能锻炼。

贴膏药能治疗骨性关节炎吗？

膏药是中药外用的一种，用植物油或动物油加药熬成胶状物质，涂在布、纸或皮的一面，可以较长时间地贴在患处，主要用来治疗疮疖等。选择合理的膏药贴服患处可以治疗骨性关节炎，但要注意贴敷处不能有破口，急性创伤及骨性关节炎急性期若出现关节红肿也不应用膏药贴敷，如果贴膏药后局部皮肤出现丘疹、水疱，自觉瘙痒剧烈，说明对此膏药过敏，应立即停止贴敷，进行抗过敏治疗，当然贴服膏药不是万能的，如果贴服后症状没有缓解应及时去医院就诊。

外用膏药的目的是什么？

中医外用膏药是运用中药归经原则，运用药物互相协调为用的效能，以发挥药物的良好效果。膏药贴于肌肤表层，可透入皮肤产生消炎、止痛、活血化瘀、通经走络、开窍透骨、祛风散寒等作用。具体作用机理：贴于体表的膏药刺激神经末梢，通过反射扩张血管，促进局部血液循环，改善周围组织营养，从而达到消肿、消炎和镇痛的目的。同时药物在患处通过皮肤渗透达皮下组织，在局部产生药物浓度的相对优势，从而发挥较强的药理作用。此外，因膏药中有些刺激性强的药物，强刺激通过神经反射可以调节机体功能，促进抗体形成，提高人体免疫力。药物穿透皮肤及黏膜后，经过血管或淋巴管进入体循环也可产生全身性药物作用。

骨性关节炎关节腔内注射"润滑液"就能好吗？

所谓的关节腔注射的"润滑液"是指关节腔注射玻璃酸钠，现在已经是临床上一种常用的治疗骨性关节炎的药物，其主要成分与关节液相同，有着比较好的止痛效果，并可以对关节软骨起到一定的保护作用，但注射玻璃酸钠并不能彻底改变膝关节退行性改变的事实，且注射玻璃酸钠以后仍需要患者减少受累关节的负重活动。因此，只有通过综合治疗才能达到缓解疼痛的目的。

关节镜能治疗骨性关节炎吗？

骨性关节炎的药物治疗通常仅限于控制症状，无法改变和控制骨性关节炎病程的发展。当药物等保守治疗无法缓解和控制症状时，医生往往建议患者采用关节镜下冲洗和清理术治疗膝关节骨性关节炎。关节镜是治疗骨性关节炎的重要手段之一，是介于保守治疗和人工关节置换术之间的方法，目前运用非常普遍，但是仍然不能达到根治的目的。从理论上说，关节镜下清理术具有物理作用和化学作用。通过清除骨软骨碎屑、游离体以及各种致炎因子，稀释关节内的软骨降解酶类，清除胶原抗体、减缓自身免疫反应，减少滑膜炎症，消除滑膜水肿，降低膝关节内压而发挥物理效应。通过冲洗液中的阳离子中和软骨表面的负电荷，补充钠（钾）离子、调节软骨和滑膜的细胞生理功能，碱化关节液而提供化学帮助。

人工关节置换术是怎么回事？

人工关节置换术是将已磨损破坏的关节面切除，植入人工关节，使其恢复正常平滑的关节面的一种治疗关节病的手术。目前它已应用于治疗肩关节、肘关节、腕关节、指间关节、髋关节、膝关节及踝关节等疾患，但以全人工髋关节及膝关节置换最为普遍。它多由金属和高密度的塑胶质材，依照人体关节的构造、形状和功能制作而成。金属的种类，包括合金、钴铬合金及不锈钢等，而塑胶材质是高密度耐磨损的聚乙烯。为了让关节和骨骼紧密结合，日后不易产生松动可使用骨水泥固定或利用人工关节上的孔状处理，让骨头长入。人工关节置换术并不会像大多数人想象的那样将关节全部切除，装上不锈钢关节，术后肢体如同机器人一般，生硬而不自然。其实，人工关节置换术只是将已磨损破坏的关节面切除，植入人工关节，使其恢复正常平滑的关节面。

人工关节置换术能解决什么问题？

一般骨性关节炎到了晚期，软骨损伤达到 III 级或者 IV 级，并且 X 线表现与患者症状相符时，即考虑行关节置换。关节置换是治疗晚期骨性关节炎的一种有效的手段，任何其他治疗手段都无法与关节置换相提并论。关节置换手术开展多年，在我国已经是一个比较成熟的手术，当患者达到骨性关节炎晚期时，关节置换是目前唯一有效的治疗手段。术后能消除关节疼痛，大大改善关节的功能，提高病人的生活质量。

人工关节能用多少年？

人工关节的使用年限与患者的年龄、活动量、身体条件等有关，国产关节一般可以使用 10 年以上，进口人工关节一般可以使用 15 年以上，但这些都是相对而言的。患者年龄越大，活动量越少，人工关节的使用年限就可以越长。反之，使用时间就会缩短。

骨关节炎患者的饮食怎么调养？

若仅仅是患有单纯的骨性关节炎，患者的饮食并没有特殊的要求，关键是规律饮食、均衡营养。对于偏胖的骨性关节炎患者，适当控制饮食中热量的摄入，对控制骨性关节炎的症状具有良好的效果，另外，伴有骨质疏松症的老年患者应注意饮食中增加钙的摄入。

骨性关节炎的预后怎么样？

对于步入中老年的患者，身体日趋老化已经成为一个不争的事实，年轻时对身体的超支使用、不良生活习惯，或者其他原因导致骨性关节炎，若患者及时发现疾病，积极进行正规治疗，大多数患者疼痛症状都会得到很大的改善。若骨性关节炎已进入晚期，保守治疗无法缓解患者症状时则应该及时进行关节置换手术，以消除关节疼痛，改善关节的功能，提高病人的生活质量。

中医药对于骨性关节炎的认识是什么？

骨性关节炎属中医学"骨痹"、"膝痹"范畴。中医对于关节炎病因病机的阐述最早见于《内经》，《素问·痹论》指出"风、寒、湿三气杂至，合而为痹，其风气胜者为行痹，寒气胜者为痛痹，湿气胜者为著痹也"，"所谓痹者，各以其时重感于风寒湿者也"。除此之外，《素问·痹论》还认为"所谓饮食居处，为其病本"，痹病的产生又与饮食和生活环境有关。而在《素问·评热病论》中曰："风雨寒热，不得虚，不能独伤人"，"不与风寒湿气合，故不为痹"。所以古人对于骨性关节炎的发病包括了内因及外因两个方面，即外感风、寒、湿、热邪是关节炎发生发展的外部条件，而正气不足才是其发病的内在原因。

中药治疗能治愈骨性关节炎吗？

根据骨性关节炎的发病机制，结合患者症状，在缓解患者早期骨性关节炎症状方面中药具有其较好的疗效。同时我们应该认识到骨性关节炎是一种不可逆的骨关节退行性病变，中药虽然可以缓解患者由于退变所引起的各种症状、缓解退变的进展，不可能彻底改变已经退变的骨质本身。

什么叫类风湿性关节炎？

类风湿性关节炎（rheumatoidarthritis）是一种以关节滑膜炎为特征的慢性全身性自身免疫性疾病。滑膜炎持久反复发作，可导致关节内软骨和骨的破坏，关节功能障碍，甚至残废。血管炎病变累及全身各个器官，故本病又称为类风湿病。

怎样才能诊断类风湿性关节炎？

通常采用美国风湿协会1987年的标准：
1. 关节内或周围晨僵持续每天至少1小时，病程至少6周；
2. 至少同时有3个关节区软组织肿或积液，至少6周；
3. 腕、掌指、近端指间关节区中，至少有一个关节区肿胀，至少6周；
4. 对称性关节炎，至少6周；
5. 有类风湿结节；
6. 手X线片改变（至少有骨质疏松和关节间隙的狭窄）；
7. 类风湿因子阳性（滴度＞1∶20）；

凡符合上述 7 项者为典型的类风湿性关节炎，符合上述 4 项者为肯定的类风湿性关节炎。

符合上述 3 项者为可能的类风湿性关节炎。

符合上述标准不足 2 项而具备下列标准 2 项以上者（a. 晨僵；b. 持续的或反复的关节压痛或活动时疼痛至少 6 周；c. 现在或过去曾发生关节肿大；d. 皮下结节；e. 血沉增快或 C 反应蛋白阳性；f. 虹膜炎）为可疑的类风湿性关节炎。

类风湿性关节炎仅仅是关节疾病吗？

类风湿性关节炎是一种主要累及关节滑膜（以后可波及到关节软骨、骨组织、关节韧带和肌腱），其次为浆膜、心、肺及眼等结缔组织的广泛性炎症性疾病。类风湿性关节炎的全身性表现除关节病变外，还有发热、疲乏无力、心包炎、皮下结节、胸膜炎、动脉炎、周围神经病变等。广义的类风湿性关节炎除关节部位的炎症病变外，还包括全身的广泛性病变，是一慢性全身性炎症性疾病。

类风湿性关节疾病会遗传吗？

类风湿性关节炎病因尚未明确，但并没有证据说明类风湿性关节炎具有遗传性，类风湿发病有轻微的家族聚集倾向和孪生子共同患病的现象，提示遗传因素在类风湿的发病中起一定的作用。研究表明，类风湿病人有一种 $HLA-DR_4$（人类白细胞抗原 DR_4）共同的遗传基因，说明类风湿和 $HLA-DR_4$ 相关，尤其在严重病例，但并不是具有这种基因的人都会患类风湿。类风湿有遗传易感性，但不是唯一的因素，其发病是多种因素综合作用的结果。

类风湿性关节炎的内因是什么？

类风湿性关节炎的病因尚未完全阐明，但是可能与遗传、感染及内分泌有关。

1. 遗传因素：研究表明，本病具有遗传病的倾向，家族中有患类风湿性关节炎亲属的人比正常人群更容易患有类风湿性关节炎。

2. 感染因素：某些类风湿性关节炎的患者可能是由于感染某些病毒、支原体、细菌等激活了自身的免疫反应而患病，不过这种感染不具有传染性。

3. 内分泌因素：更年期妇女的发病率高于其他年龄段的妇女和男性，均说明性激素在类风湿关节炎中起着某些作用。

什么样的人会得类风湿性关节炎？

长期处于寒冷、潮湿、疲劳、外伤、吸烟及精神刺激的患者更容易患病，更年期的妇女和家族中有患类风湿性关节炎亲属的更容易患有此病。

类风湿性关节炎的发病和潮湿环境有关吗？

祖国医学认为，湿为阴邪，其性粘滞，易与寒、风等多种邪气合而为病，久居湿地，风寒湿邪易停滞关节导致气血运行不畅，关节屈伸不利。现代医学研究表明，空气湿度、居住拥挤程度越高风湿性关节炎的发病率越高。

哪些诱因会诱发类风湿性关节炎症状?

受凉、受潮时都可以导致类风湿骨性关节炎的发生发展。春季雨水较多，是许多疾病的好发之际，也是类风湿性关节炎的好发季节，要防止受寒、淋雨和受潮，关节处要注意保暖，不穿湿衣、湿鞋、湿袜等。夏季不要贪凉，空调不能直吹，不要暴食冷饮等。秋冬季节要防止受风寒侵袭，注意保暖是最重要的。

类风湿性关节炎的症状都有哪些?

多数类风湿关节炎病人以隐匿型的方式起病，在数周或数月内逐渐出现近端指间关节、掌指关节、腕关节等四肢小关节肿胀、僵硬。少数患者可以在某些外界因素，如感染、劳累过度、手术、分娩等刺激下，在几天内发作，呈急性起病，发病时常伴有乏力、食欲减退、体重减轻等全身不适，有些病人可伴有低热。除外关节表现，还可见肺、心、神经系统，骨髓等器官受累表现。

类风湿性关节炎检查指标都有哪些?

1. 类风湿因子：对于诊断具有比较重要的参考价值。但是类风湿因子阴性不能排除本病的可能，须结合临床。
2. 血常规：类风湿关节炎患者可伴有贫血，白细胞数大多正常，在活动期可略有增高。贫血和血小板增多症与疾病的活动相关。多数病例的红细胞沉降率在活动性病变中常增高，可为疾病活动的指标。

3. 补体及免疫复合物：非活动性关节炎患者的总补体、C_3 及 C_4 水平多正常，甚至略高。但是在关节外表现较多者，可出现总补体、C_3 及 C_4 水平下降。

4. C 反应蛋白及血沉：C 反应蛋白与病情活动指数、晨僵时间、握力、关节疼痛及肿胀程度、血沉和血红蛋白水平密切相关，病情缓解时 C 反应蛋白下降，反之则上升。C 反应蛋白水平持续不降多提示病变的进展，病情加重则血沉加快，病情缓解时可恢复至正常，但约有 5% 的类风湿关节炎患者在病情活动时血沉并不增快。

5. 滑膜炎检查：类风湿关节炎患者的滑膜液一般呈炎性特点，白细胞总数可达 $1.0×10^9/L$，甚至更多，蛋白 >40g/L，透明质酸酶 <1g/L，滑液中可测出类风湿因子、抗胶原抗体及免疫复合物。

6. X 光片检查：早期 X 先可以看到受累关节周围软组织肿胀，晚期为关节半脱位、畸形及强直。

检查指标都是阴性能说明不是或者是类风湿性关节炎吗？

有不少患者认为，类风湿因子阳性就是类风湿性关节炎，这种观点是错误的。类风湿因子是人体产生的针对变性免疫球蛋白 G 为抗原的一种自身抗体，因其首先在类风湿性关节炎病人的血清中发现，所以，被称为类风湿因子。

5%~10% 的正常人血清中也可测出类风湿因子阳性，但滴度较低。

类风湿因子阴性也不能排除类风湿关节炎，临床上有少部分病人类风湿因子始终都是阴性。所以，检查指标是阴性的患者并不能排除或者诊断为类风湿性关节炎，需要结合患者症状、病史等综合考虑，才能得出正确的诊断。

晨僵指什么？

晨起病变的关节在静止不动后出现较长时间（数半小时）僵硬，如胶粘着的感觉，在适当的活动后逐渐减轻称为晨僵。出现晨僵的原因是由于在睡眠或活动减少时，使受累关节周围组织渗液或充血水肿，引起关节周围肌肉组织紧张，而使关节肿痛或僵硬不适，随着肌肉的收缩，水肿液被淋巴管和小静脉所吸收，晨僵也随之缓解。纤维性肌痛和骨性关节炎也可有一定程度的晨僵症状，但极少像类风湿性关节炎那样持续1小时以上，当类风湿性关节炎病情缓解时，晨僵的持续时间缩短、程度减轻。因此，晨僵是反映全身炎症严重程度的一个很好的指标。

晨僵是由于在睡眠或活动减少时，使受累关节周围组织渗液或充血水肿，引起关节周围肌肉组织紧张，而使关节肿痛或僵硬不适，随着肌肉的收缩，水肿液被淋巴管和小静脉所吸收，晨僵也随之缓解。虽然类风湿性关节炎与骨性关节炎都可以导致晨僵现象的出现，但是也有差异，一般类风湿性关节炎晨僵现象持续的时间都明显长于骨性关节炎晨僵持续的时间，类风湿性关节炎晨僵现象可以持续1个小时，而骨性关节炎晨僵则一般少于1小时。

类风湿性关节炎有哪些内脏方面的表现？

类风湿性关节炎是一种系统性自身免疫病，早期主要累及小关节，晚期病情严重或关节症状突出时则会出现某些器官的受累。

1. 血管炎：是重症类风湿关节炎的表现之一，患者常伴有淋巴结的病变及骨质破坏，组织中有免疫复合物沉积，可出现小动脉及中动脉的坏死。

2. 类风湿结节：类风湿结节易发生在骨节隆突部以及经常受压部位，如肘关节鹰嘴附近、足跟腱鞘、膝关节周围等。同时结节还可以累及心包、胸膜、心、肺、脑等器官中，若结节影响脏器功能，可能出现相应受损脏器的症状。

3. 肺部表现：类风湿肺损害可致间质性肺炎、肺间质纤维化、类风湿胸膜炎和类风湿尘肺等。类风湿胸膜炎常见于疾病活动期，一般没有症状。广泛性的胸膜病变可引起少量至中等量胸水，应用糖皮质激素治疗可使疾病好转。并发间质性肺炎时，可反复发作慢性支气管炎。

4. 心脏表现：类风湿性关节炎可以出现心包炎，心包积液为渗出性，偶尔可以有心脏压塞。有时类风湿结节出现于心肌、心瓣膜，引致心瓣膜关闭不全。

5. 眼部表现：有一部分类风湿性关节炎患者有干燥性角膜炎；累及巩膜时，可引起巩膜外层炎、巩膜炎、巩膜软化或穿孔；眼底血管炎可引起视力障碍或失眠。

6. 肾损害：患者可出现膜性及系膜增生性肾小球肾炎、间质性肾炎、局灶性肾小球硬化及淀粉样变性，具体表现为持续性蛋白尿，肾组织活检可见淀粉样蛋白沉积及血清中抗淀粉蛋白P抗体阳性。

7. 神经系统损害：类风湿关节炎神经系统损害多有神经炎引起。出现单个或者多个肢体局部性感觉缺失、垂腕征、垂足征或腕管综合征。

8. 其他：活动期类风湿性关节炎还可以出现贫血、体重减轻、肝脾肿大等关节外的疾病。

类风湿性关节炎的临床分期如何？

临床上对类风湿性关节炎的分期一般是根据患者的 X 线的表现，常规首选双手（包括腕关节）或双手加双足进行检查。早期 X 线表现是受累关节周围软组织肿胀，关节间隙变窄，局限性骨质疏松和骨质侵蚀，晚期为关节脱位、畸形及强直。一般分为 4 期。

Ⅰ期：正常或关节端骨质疏松。

Ⅱ期：关节端骨质疏松，偶有关节软骨下囊样破坏或骨侵蚀改变。

Ⅲ期：明显的关节软骨下囊性破坏，关节间隙变窄，关节半脱位等畸形。

Ⅳ期：除Ⅱ、Ⅲ期改变外，并有纤维性或骨性强直。

类风湿性关节炎血沉的快慢说明什么问题？

血沉是类风湿患者常做的实验室检查之一，对病情的变化具有提示作用，一般病情加重时血沉加快，病情缓解时可恢复正常，但有 5% 的类风湿患者在病情活动时血沉并不增快。所以，血沉快慢只可以做一个参考指标，并不能完全确定病情的变化情况，需要结合临床症状做出正确的诊断。

类风湿性关节炎能治愈吗？

类风湿性关节炎是一种系统性自身免疫病，其具体病理原因尚未完全阐明，所以临床上没有确定的治愈办法，类风湿性关节炎治疗的目的在于减轻关节的炎症反应，抑制病变发展及骨质破坏，尽可能地保护关节和肌肉的功能达到病情完全缓解，类风湿性关节炎的主要结局是残疾，若早期积极治疗，可使80%以上的患者病情缓解，所以，类风湿性关节炎并非无法医治，类风湿性关节炎也并非绝症，只要我们树立信心，早期积极正规治疗，一定可以战胜病魔。

类风湿性关节炎需要抗炎吗？

非甾体抗炎药物是治疗类风湿性关节炎的常用药，一般可以起到消炎止痛的作用，常用的如扶他林、布洛芬、美洛昔康等，但这些药物只能起到缓解症状的作用，并不能阻止疾病的进展。所以，当病人疼痛时可以应用此类药物治疗，但不推荐长期使用，以免产生依赖性和毒副作用。

类风湿性关节炎怎么治疗？

1. 药物治疗：长期服用易产生依赖性和毒副作用，类风湿性关节炎患者刚开始的时候都会使用这种方法治疗类风湿性关节炎，但是这种方法治疗类风湿性关节炎对人体的肾脏影响太大；不建议使用这种方法治疗类风湿性关节炎，此外，临床上还可以应用慢作用抗风湿药及免疫抑制剂、糖皮质激素等药物治疗，但这些方法同样有不同程度的毒副作用，会对肝肾功能造成一定的损害。

2. 物理治疗：物理治疗包括电疗、红外线照射、热疗等方法，缓解由于类风湿性关节炎所引起的疼痛症状。

3. 针灸推拿：针灸推拿治疗类风湿性骨性关节炎具有一定的疗效，但并非所有人都有效果，所以，治疗时应理智选择，以免贻误病情。

4. 封闭疗法：俗称"打封闭针"，就是直接把药物注射到椎管内或神经根周围，局部麻醉以达到止痛效果。但这种办法并非一劳永逸的办法，往往很快症状又恢复到以前的情况。

5. 手术治疗：由于适应症要求非常严格，加上费用高、创伤大、恢复期长、易复发等特点。临床上适合做手术的人群不足5％。

类风湿性关节炎的急性期和慢性期治疗原则是什么？

类风湿性关节炎急性期以发热、关节肿痛、全身症状为主。临床上应严格卧床休息，至症状基本消失为止，待病情改善2周后应逐渐增加活动，以免过久的卧床导致关节废用，甚至促进关节强直。

慢性期以功能锻炼为主。饮食中蛋白质和各种维生素要充足，贫血显著者可予小量输血。

非甾体类药物对胃的刺激都很大该怎么办？

非甾体抗炎药是治疗类风湿关节炎的常用药，通过抑制前列腺素合成所需要的环氧化酶（COX）起到消炎止痛作用，但一般非甾体抗炎药物对胃肠道粘膜具有刺激作用，临床上常有恶心、呕吐、上腹疼痛、胃黏膜出血、消化性溃疡出血、穿孔、肾功能障碍等不良反应，但近些年发现COX存在两种不同的异构体COX—1和COX—2，其中COX—1可以参与多种生理功能，保护胃黏膜，所以，应用选择性抑制COX—2而不影响COX—1的非甾体抗炎药物（如美洛昔康、依托度酸、西乐葆等），可以减少胃肠道等毒副作用，适合于以往有消化道溃疡病史的病人。

常用的非甾体类药物都有哪些？

非甾体抗炎药物可以发挥解热、镇痛、抗炎作用，所以，临床上常用此类药物治疗类风湿性关节炎，但此类药物只能缓解症状，并不能阻止疾病的进展，并对胃肠道有一定的刺激，临床上常加用DMARDs（抗风湿药）联合使用，临床上常用的非甾体抗炎药物主要有以下几种：

1. 布洛芬：有较强的解热镇痛和抗炎作用，对胃肠道不良反应少。治疗剂量为1.2～2.4g/d，分次服用。同类药物还有托美丁、酮基布洛芬片等。

2. 双氯芬酸：常用的剂型如扶他林、凯芙兰、奥湿克、戴芬等，其解热镇痛和抗炎作用强，口服剂量为75～150mg/d，分次服用。

3. 萘丁美酮（麦力通、瑞力芬）：是一种长效抗风湿药物。抗炎作用与抑制前列腺素的合成、白细胞凝集及钙运转有关，萘丁美酮具有COX－2选择性抑制的特性，胃肠道不良反应较差，每日用量1000mg。

4. 美洛昔康（莫可比）：是一种烯醇氨基甲酰，为COX－2抑制剂，胃肠道不良反应小，用法为每日7.5～22.5mg。

5. 依托度酸（罗丁）：是另一种选择性COX－2抑制剂，胃肠道不良反应小，每日剂量200～400mg，分两次服用

6. 西乐葆（塞来昔布）：是一种特异性COX－2抑制剂，胃肠道不良反应轻，每日剂量200～400mg。

类风湿性关节炎需要激素治疗吗？

激素对于类风湿性关节炎的症状有很好的缓解作用，但是也有明显的不良反应，并不是所有的病人都需要激素治疗，在符合适应症的情况下可以酌情小剂量短期使用激素。研究表明，小剂量（<7.5mg/d）的泼尼松可缓解类风湿性关节炎患者的关节症状，并可缓解关节的侵蚀性改变，一般可10～20mg/d，病情缓解后减至7.5mg/d，甚至低至2.5mg/d。所以，激素不是必须使用的治疗方法，具体应根据医生临床判断及患者的疾病恢复情况，综合判断。

类风湿性关节炎使用激素治疗时应当注意什么？

激素能迅速缓解关节炎的症状，但是长时间使用或用法不当则可能引起许多不良反应，所以，对于适用激素的患者应在医生的指导下正规合理规范使用激素，剂量不宜过大，时间不宜过长。现在市场上许多非正规渠道出售的所谓骨性关节炎"特效"药物，往往含有激素，患者可能短期服用时症状缓解比较明显，但一停止服用症状马上反复，更甚者造成肝肾功能的损害，所以，建议应该到正规医院系统治疗类风湿性关节炎，并规范合理使用激素类药物。

怎样用激素治疗类风湿性关节炎？

糖皮质激素能迅速缓解关节炎临床症状，长时间使用或用法不当则可能引起明显的不良反应，一般来说，糖皮质激素不是治疗类风湿药物的首选药物，但以下情况可以使用激素治疗：

1. 类风湿血管炎；

2. 重症类风湿关节炎患者可用小剂量糖皮质激素缓解病情；

3. 经正规慢作用药物治疗无效的患者；

4. 局部应用，如关节腔内注射可有效缓解关节的炎症。

对于活动性消化性溃疡、严重高血压、精神病、糖尿病、骨质疏松、骨折、孕妇、青光眼、水痘、麻疹、霉菌感染等的患者应慎用激素。

使用激素会有哪些副作用？

1. 免疫系统：增加感染机会，中性粒细胞、单核巨噬细胞和淋巴细胞活性下降等。

2. 肌肉骨骼系统：骨质疏松易骨折，无菌性骨坏死、肌病等。

3. 消化系统胃肠道：诱发消化性溃疡、胰腺炎等。

4. 心血管系统：高血压、水钠潴留、加速粥样硬化等。

5. 皮肤：痤疮、紫纹、多毛、皮肤变脆等皮肤损害：皮肤出黑斑；皮肤出皱纹；酒糟鼻样皮炎；痤疮样皮炎；皮下弹性纤维断裂导致皮肤松弛；毛细血管严重扩张（"红血丝"）；微小血管弥漫性扩张，尤其是在遇冷热等刺激后皮肤发红、发痒、发胀；皮肤敏感性增高（即皮肤使用激素后，更容易出现过敏）；皮肤早衰；皮肤毛孔粗大；皮肤出现异常增多、增粗的"汗毛"；激素依赖性皮炎。

6. 神经系统精神方面：神志改变、情绪波动、行为异常、失眠等。

7. 眼部：白内障、青光眼等。

8. 内分泌系统和代谢方面：糖耐量下降、糖尿病、体重增加、高脂血症、向心性肥胖、生长发育迟滞、伤口不易愈合、肌肉萎缩、低钾血症、乏力、月经紊乱和急性肾上腺危象等。

9. 反跳现象：不规律应用激素类药物（随意加减、停药、不规律加减等）极易使病情反复加重，甚至难以再治，反复一次加重一次，增加再次治疗的难度。

类风湿性关节炎患者除了激素外还需要哪些药物？

激素对于类风湿性关节炎的患者具有良好的缓解效果，但是其具有明显的副作用，所以临床上不宜长期使用，临床上还有其他许多治疗类风湿性关节炎的药物。

1. 非甾体抗炎药：如布洛芬、扶他林、美洛昔康、西乐葆等，这类药物是治疗类风湿性关节炎的常用药。但只能缓解症状，不能阻碍组织疾病的进展。

2. 慢作用抗风湿药及免疫抑制剂：这类药物起效时间比较晚，一般需要3~6个月。这类药物对疼痛的缓解作用较差，但及早使用能延缓或阻止关节骨的破坏，减少残疾。但是，此类药物常常有各种不同的毒副作用，应用时应密切观察，定期进行实验室检查。这类药物一般包括如下几种：

甲氨蝶呤（MTX）：口服、肌肉注射或静脉滴注均有效。口服60%吸收，每日给药可导致明显的骨髓抑制和毒性作用，故多采用每周1次给药。常用剂量为为周15~25mg，个别重症患者可以酌情加大剂量。常见的不良反应有恶心、口炎、腹泻、脱发、皮疹，少数出现骨髓抑制，听力损害和肺间质病变。服药期间，应定期查血常规和肝功能。

柳氮磺吡啶（SSZ）：一般服用4～8周后起效。从小剂量逐渐加量有助于减少不良反应，使用方法：每日250～500mg开始，之后每周增加500mg，直至每日210g，如疗效不明显可增至每日310g，如4个月内无明显疗效，应改变治疗方案，主要不良反应有恶心、厌食、消化不良、腹痛、腹泻、皮疹、无症状性转氨酶增高和可逆性精子减少，偶有白细胞、血小板减少、对磺胺过敏者禁用，服药期间应定期检查血常规和肝功能。

来氟米特（LEF）：剂量为10～20mg/d。主要不良反应有腹泻、瘙痒、高血压、肝酶增高、皮疹、脱发和一过性白细胞下降等、服药初期应定期查肝功能和白细胞。因有致畸作用，故孕妇禁服。由于来氟米特和MTX两种药是通过不同环节抑制细胞增生，故二者合用有协同作用。服药期间应定期查血常规和肝功能。

抗疟药：有氯喹（250mg/片）和羟氯喹（100mg/片）两种。该药起效慢，服用后3～4个月疗效达高峰，至少连服6个月后才宣布无效，有效后可减量维持。本药有蓄积作用，易沉积于视网膜的色素上皮细胞，引起视网膜变性而至失明，故要半年左右检查眼底。为防止心肌损害，用药前后应查心电图，有窦房结功能不全，心率缓慢，传导阻滞等心脏病患者应禁用。其他不良反应有头晕、头痛、皮疹、瘙痒和耳鸣等。

青霉胺：250～500mg/d。口服，见效后可逐渐减至维持量250mg/d，青霉胺不良反应较多，长期大剂量可出现肾损害（包括蛋白尿、血尿、肾病综合症）和骨髓抑制等，如及时停药多能恢复。

金诺芬：为口服制剂，初始量为3mg/d，2周后增加至6mg/d维持治疗。常见的不良反应有腹泻、瘙痒、皮炎、舌炎和口炎、其他有肝肾功能损伤、白细胞减少、嗜酸细胞增多、血小板减少或全血细胞减少、再生障碍性贫血，还可以出现外周神经炎和脑病。为避免不良反应，应定期查血尿常规及肝肾功能。

硫唑嘌呤：（AZA）口服后50％吸收，常用剂量1～2mg/kg·d，一般199mg/d，维持量为50mg/d。不良反应有脱发、皮疹、骨髓抑制，胃肠反应有恶心、呕吐，可有肝损害、胰腺炎，对精子有一定损伤，出现致畸，长期应用致癌，服药期间应定期复查血常规和肝功能。

环孢素（Cs）与其他免疫抑制剂相比，Cs的主要优点为无骨髓抑制作用，用于重症类风湿性关节炎，常用剂量3～5mg/kg·d，维持量是2～3mg/kg·d，Cs的主要不良反应有高血压、肝肾毒性、神经系统损害、继发感染、肿瘤以及胃肠道反应、齿龈增生、多毛等。

环磷酰胺（CYC）较少用于类风湿性关节炎，在多种药物治疗难以缓解情况下酌情使用。

3. 植物抑制剂

雷公藤：雷公藤多苷30～60mg/d，分3次饭后服，主要不良反应是性腺抑制，导致精子生成减少、男性不育，和女性闭经，雷公藤多苷还可以引起纳差、恶心、呕吐、腹痛、腹泻等，可有骨髓抑制作用，出现贫血、白细胞及血小板减少，并又可以令肝酶升高和血肌酐清除率下降，其他不良反应包括皮疹、色素沉着、口腔溃疡、指甲变软、脱发、口感、心悸、胸闷、头痛、失眠等。

青藤碱：青藤碱20mg，每日3次，饭前口服，每次1～4片，常见不良反应有皮肤瘙痒、皮疹等过敏反应，少数患者出现白细胞减少。

白芍总苷：常用剂量为600mg，每日2～3次，毒副作用小，其不良反应有大便次数增多、轻度腹痛、纳差等。

类风湿性关节炎患者能否接受关节腔内注射治疗？

对于应用药物缓解症状不明显的患者则可以考虑关节腔内注射糖皮质激素治疗，起到减轻关节炎症状、改善关节功能作用，但是1年内不宜超过3次，过多的关节穿刺除了并发感染外，还可发生类固醇晶体性关节炎。

类风湿性结节怎么处理？

类风湿结节大多见于类风湿性关节炎晚期的患者，结节易发生在关节隆突部及经常受压部位，如肘关节、足跟、手掌屈肌腱鞘、膝关节周围等。结节大小约0.2～3cm，呈圆形或卵圆形，数量不等，触之有坚韧感，按之无压痛。结节还常见于心包、胸膜、心肺实质组织，一般来说，类风湿结节出现提示类风湿关节炎病情活动。

类风湿结节在类风湿性关节炎发病和疾病过程中起什么作用尚不清楚。但它常与严重的类风湿性关节炎同时出现，因类风湿结节的形成原因尚不完全清楚，所以，目前没有有效的治疗方法，当病人出现类风湿结节时应及时就医，接受系统检查及正规治疗以免贻误病情。

生物制剂对于类风湿性关节炎疾患有什么样的治疗前景？

现在多用的生物制剂对于轻重度的病人疗效较好，同时可单用或者联合其他药物治疗,对于缓解关节肿痛和晨僵有较好的作用,临床上常用的生物制剂有雷公藤、青藤碱、白芍总苷、帕夫林、正清风痛宁等,但这些药物也有其一定的毒副作用。

类风湿性关节炎患者关节畸形必须手术治疗吗?

类风湿关节炎特征性表现为对称性多关节炎,关节滑膜的慢性炎症可引起关节软骨及周围组织侵蚀破坏,最终导致关节畸形、强直和功能障碍,使患者丧失劳动能力和致残,而手术治疗应经过内科积极正规治疗或药物治疗,病情仍不能控制,为防止关节破坏、纠正畸形、改善生活质量可以考虑手术治疗。手术并不能根治类风湿性关节炎,骨手术后仍需要内科药物治疗,所以,类风湿性关节炎患者关节畸形应首先积极寻求正规内科治疗,当症状没有缓解,并影响患者正常生活时可考虑手术治疗。

什么时候需要关节置换?

人工关节置换术是一种挽救关节畸形和缓解症状的手术,其中髋、膝关节是目前临床上置换最多的关节。该手术对改善类风湿性关节炎病人的关节疼痛、畸形、功能障碍具有良好效果,帮助病人恢复正常的工作和生活,但肘、腕及肩关节为非负重关节、大多数病人可以通过滑膜切除术或其他矫形手术以及其他各关节之间的运动补偿,不一定必须采用关节置换术。

中医怎样认识类风湿性关节炎？

类风湿性关节炎在中医上称历节风，该病的主要病因病机是由于食欲不节，纵欲无度，耗伤肾间动气，而肾间动气是"生气之源"，乃"五脏六腑之本，十二经之根，呼吸之门，三焦之原"，由于肾间动气受损伤，不能有规律地推动三焦功能活动，而出现一系列症状。《素问·痹论篇第四十三》曰："风寒湿三气杂至，合而为痹也。其风气胜者为行痹，寒气胜者为痛痹，湿气胜者为着痹也"，"以冬遇此者为骨痹"，"五脏皆有合，病久而不去者，内舍于其所合也。故骨痹不已，复感于邪，内舍于肾"。"凡痹之客五脏者，……，肾痹者，善胀，尻以代踵，脊以代头"。类风湿关节炎病灶在骨，治病求本，治疗应补肾气、疏通骨气。

中医药治疗类风湿性关节炎的原则是什么？

类风湿性关节炎在中医中属于骨痹范围，中医对于关节炎治疗的传统理论认为是"风寒湿邪，痹阻经脉，致使经脉不通，不通则痛"，所以，中药治疗一般是以祛风散寒、解痉通络、活血化瘀为目的的。根据骨痹的病因病机，结合患者症状予以辨证治疗。患者应当结合自己的症状选择适合自己的治疗方法，遵从医嘱，系统治疗。

针灸可以治疗类风湿性关节炎吗？

针灸是祖国医学不可或缺的一部分，对一些疑难杂症具有独特的疗效，对于类风湿性关节炎也同样如此，类风湿性关节炎患者使用针灸治疗可以缓解其疼痛症状，同时可配合中药、推拿治疗，以取得更好的疗效。

刮痧可以治疗类风湿性关节炎吗？

刮痧是中国传统的自然疗法之一，它是以中医理论为基础，用牛角、玉石等在皮肤相关部位刮拭，以达到疏通经络、活血化瘀的目的。刮痧可以扩张毛细血管，增加汗腺分泌，促进血液循环，对于肌肉酸痛等风寒痹症可起到解除疲劳的作用。

类风湿的危害有哪些？

当患有了类风湿后，很多的并发症都会不同程度地出现，常见的类风湿的危害如下：

1. 类风湿的病变主要是关节的滑膜发炎，并产生富有血管的肉芽组织破坏关节软骨，久之，类风湿的危害会使上下两个关节面互相融合在一起，发生关节强直。由于风湿患者的关节的肿痛和运动受限，关节附近的肌肉可发生僵硬和萎缩。关节的强直和畸形、肌肉的僵硬和萎缩，均可造成不同程度的残废，终至关节活动度受到明显的限制，甚至风湿患者的关节不能活动，最终使风湿患者完全丧失劳动能力。

2. 类风湿性关节炎的危害到底有多大，与其病情的轻重有很大关系。类风湿患者，约20％经过短期的病变活动后，不留任何后遗症而缓解；约25％的病人病变缓解后只留轻度的后遗症；约45％的患者的关节部位炎症持续活动，会发展成不同程度的关节畸形。有的甚至发展到全身痛、肢体变形。

类风湿性关节炎的患者有哪些常见的护理措施？

对于大多数类风湿性关节炎患者来说，积极地进行治疗是很重要的，同时类风湿性关节炎的护理工作也同样重要，对于类风湿性关节炎的患者一般的护理有以下几点：

1. 关节温水浴：可将患病关节或整个肢体置于温水中浸泡20分钟左右，每日1次。

2. 关节熏洗：配制药物进行关节熏洗，水温应保持在50℃左右，每日1次，每次20分钟。

3. 局部按摩：关节疼痛有所减轻后，可自行关节周围的按摩。

4. 关节制动：急性期应将关节置于休息体位，减少运动。

5. 针灸：选取关节周围的穴位2～3个，一般每日1次，每次20分钟。

6. 关节练习：针对各个不同的关节进行不同的练习，30分钟，每天2～3次。

类风湿性关节炎的治疗应注意哪些方面？

类风湿性关节炎的治疗误区之一就是认为抗风湿治疗就是消炎止痛。很多病人认为，用些消炎止痛药物，关节不痛了就好了。其实治疗类风湿性关节炎，关键是防止关节破坏和畸形。

2. 误区之二是症状缓解后，就自行停用药物。类风湿关节炎是一种慢性疾病，目前尚无彻底治愈的方法，绝大多数患者在规范、系统、有序地治疗可以达到临床上缓解，使患者能过上正常人的生活。

3. 关节痛就不想动，不想动就卧床。类风湿病人要坚持适当的锻炼，可以保持体质和恢复关节功能。否则身体会日渐衰弱，四肢甚至全身肌肉出现废用性萎缩、关节僵直、变形，成为终身残疾。

4. 用药后不监测药物的副作用也是类风湿性关节炎的治疗中的误区之一。

5. 自服"纯中药秘方、祖传秘方"。在这里尤其要提醒患者一定要警惕这些所谓的"纯中药秘方、祖传秘方"等，用药一定要正规，要在医生的指导下用药。

类风湿会对眼睛造成危害吗？

虽然据有关专家论证，类风湿是一种主要累及关节滑膜（以后可波及到关节软骨、骨组织、关节韧带和肌键）的疾病，但眼和结缔组织也会产生炎症性疾病。

结膜和角膜干燥症可见于10%～35%的类风湿患者，是类风湿性关节炎最常见的眼部症状。有的患者只有眼干的感觉，而有的患者表现典型的干燥综合征的症状，如眼部灼烧感、异物感、泪少、畏光等。Schirmer试验和角膜染色可阳性。干燥症状的严重程度与病情并不一致。

巩膜表层炎与类风湿病情活动相关，起病急，病变可以局限为结节，也可弥漫累及整个巩膜。临床症状为眼红、眼痛，但很少影响视力。该病常发生于巩膜前部。典型的病变是直径为几毫米的暗紫色的隆起，外周为充血的血管，可同时累及双眼。病程长短不等，可为一过性出现，亦可持续数日或数周。在有巩膜表层炎的患者中，发生系统性血管炎的比例显著提高。

巩膜炎较巩膜表层炎少见，但与长期活动性关节炎、血管炎的关系更为密切。未经控制的巩膜炎可以逐渐进展到巩膜软化，甚至巩膜穿孔。巩膜变得透明，呈青石板样，常出现于巩膜前上部。患者常主诉眼部疼痛，病理组织学显示无细胞结构的类风湿结节和弥漫的巩膜组织坏死。如病变波及角膜，可导致角膜溶解、穿孔，亦称为角膜溶解综合征。

什么样的食物会使类风湿性关节炎加重？

海产品类

病人不宜多吃海产品，如海带、海参、海鱼、海虾等被人体吸收后，能在关节中形成尿酸盐结晶，使关节症状加重。

过酸、过咸类

类风湿关节炎患者不宜多吃过酸、过咸类食品，如花生、白酒、白糖以及鸡、鸭、鱼、肉、蛋等酸性食物摄入过多，超过体内正常的酸碱度值，则会使体内酸碱度值一过性偏离，使乳酸分泌增多，且消耗体内一定量的钙、镁等离子，从而加重症状。同样，若吃过咸的食物如咸菜、咸蛋、咸鱼等，会使体内钠离子增多，加重患者的症状。

高脂肪类

脂肪在体内氧化过程中，能产生酮体，而过多的酮体，对关节有较强的刺激作用，故患者不宜多吃高脂肪类食物，尽量少吃油炸食品。

类风湿性关节炎患者的疼痛有哪些特点？

类风湿关节炎疼痛的特点会表现出互相制约现象。第一个关节肿胀转移到另一关节上之后，该关节的肿痛较快减轻，数周至数月后可完全消退，而新发病的关节肿痛渐趋严重。互相制约的特点通常是手重足轻或相反，上肢重下肢轻或相反，左重右轻，外周关节重侧中轴轻，内脏病变重则关节轻。

类风湿关节炎疼痛的特点还有游走性。早期关节炎疼痛（无肿胀）的游走性比较明显，游走间隔期比较短，多半在1～3天，很少超过1周。一旦出现关节肿胀后，多半经过1～3个月以后才转移到另一对称或非对称关节。

对称性也是类风湿关节炎疼痛的特点。关节炎的转移经常是对称性的，关节肿胀很少是非对称性的，除早期游走性疼痛之外，单关节炎少见。

为什么不能轻视类风湿性关节炎的治疗？

如果不正确地治疗类风湿性关节炎，50%～70%的患者在得病2年后会出现骨质破坏，多数病人在得病3年后就会发生不同程度的残疾，严重影响生活质量。此外，轻视类风湿性关节炎还可能产生各种并发症。

我国类风湿性关节炎的早期诊断率和治疗率都较低。患者应该在医生的指导下及时采取正规的治疗方法，不要轻易相信一些所谓的秘方、偏方，更不能一味依赖止痛消炎药，否则会耽误治疗时机，影响治疗效果。

不同类型的类风湿性关节炎的症状有哪些？

类风湿性关节炎是一种常见的疾病。患者往往对类风湿性关节炎症状不是很重视。不同类型的类风湿性关节炎症状有以

下特点和症状:

急性起病

病情进展快,几乎同时出现多个关节红肿热痛活动障碍且早期常不对称。

隐匿起病

最初的类风湿性关节炎症状可为全身不适、疲乏无力、低热、食欲减退。经数周至数月出现对称性关节肿痛和活动障碍并伴晨僵。一对关节炎症尚未完全缓解,而另一对关节又出现炎症。这与类风湿性关节炎症状的游走不同,后者常在一关节炎症状消退后,另一关节再起病。炎症关节周围的肌萎缩和肌肉软弱无力。

复发型起病

持续数小时至数日后自行消退,以后又复发,间歇期可无类风湿性关节炎症状。关节肿胀此肿彼消,关节疼痛此重彼轻,关节炎症此起彼伏,缠绵数月,若不能控制或治愈,终将导致残废。

类风湿性关节炎与感染有关吗?

起先,人们认为感染是类风湿性关节炎的起因。其证据是:本病有发热、局部淋巴结肿大、受累关节肿胀、白细胞增多等炎症病理表现,应用抗生素治疗及病灶摘除,对类风湿的病程和发病率均有良好的影响。后来,众多学者对此观点提出怀疑。虽然,从许多类风湿病人的血液或关节滑液中培养出链球菌、葡萄球菌、类白喉杆菌、支原体、A型产气荚膜杆菌等,但实验不具备可重复性,而且无法用这类致病微生物制造出动物模型。因此,感染与本病究竟有多大的关系,有待进一步研究。

类风湿性关节炎手指关节痛怎么办?

类风湿病普遍存在于现实生活中,无数患者因为此病而忍受着不同程度的关节疼痛等症状,手指关节痛是最常见的症状之一。若是手关节疼痛应先去医院做相关的检查,如血沉、抗链O、类风湿因子、C反应蛋白等,如果确诊手关节疼痛的原因为风湿,可用追风舒筋丸。平时注意不要用冷水,注意防寒保暖。也可以口服伸筋丹胶囊、氯唑沙宗片,饭后口服,双氯分酸钠肠溶片,饭后口服,并用青霉素类抗生素。注意休息,并禁食辛辣硬食物、戒烟酒,要定期复查。

类风湿性关节炎的患者注意事项有哪些?

在日常生活中,风湿病的注意事项如下:

1. 居住的房屋要通风、向阳,保持空气新鲜。不要在水泥地板及风口处睡卧。

2. 洗漱宜用温水,睡前洗脚,最好将双足浸入温水中,不但可以促使下肢血流通畅,还可以消除肿痛,祛除风湿。

3. 风湿病急性期或急性发作期,有明显的红、肿、热、痛者,要卧床休息2~3周,肾虚及腰椎病患者忌性生活。

4. 患者出汗较多时,须及时擦干,衣服汗湿后应及时更换,避免受风寒湿侵体。

5. 注意保暖,避免受风、受潮、过度劳累及精神刺激,预防感冒,以减少自然因素对疾病的影响。

6. 风湿病患者在饮食方面要按自己所患病症的轻重,遵照医嘱,调理饮食和忌口。

7. 风湿病在病情控制后可以参加一些省力的日常劳动，并坚持体育锻炼以增强体质，提高抗病能力。

8. 风湿病人要保持良好的精神状态，正确对待疾病，切不可急躁焦虑。

类风湿性关节炎患者的饮食怎么调养？

类风湿是一种慢性关节疾病，在治疗类风湿的同时，要加强对关节骨骼的营养补充。

1. 要多用植物油，少用动物油，以色拉油、玉米油、橄榄油、葵花子油为佳。

2. 类风湿性关节炎要选用高蛋白、低脂肪、高纤维及容易消化的食物，经过合理的营养搭配及适当的烹调，尽可能提高患者食欲，使患者饮食中的营养及能量能满足机体的需要。

3. 可适量选食富含维生素 E、C、A、B 等丰富的蔬菜和水果，如萝卜、西红柿、橘柑、黄瓜、豆芽、紫菜、洋葱、海带、木耳、核桃、杏仁、草莓、乌梅、香蕉等。

类风湿性关节炎患者怎么运动？

运动锻炼是防止肌肉萎缩和关节强直、保持和恢复关节功能的最基本、最积极、最有效的方法，也是其他任何治疗和康复方法无法代替的。生命在于运动，运动锻炼对类风湿患者更为重要。运动的方式可多种多样，如做体操、走路、打太极拳、跳舞、爬山等，均可因人而异选择进行，但以走路锻炼为最佳方式。此方法简单易行，长期坚持，循序渐进，对类风湿病人康复极为有利。

什么是腰椎间盘？

腰椎间盘位于两个椎体之间，是一个具有流体力学特性的结构，由髓核、纤维环和软骨板三部分构成，其中髓核为中央部分，纤维环为周围部分，包围髓核。软骨板为上、下部分，直接与椎体骨组织相连。整个腰椎间盘的厚度为8~10mm。

什么是腰椎间盘突出症？

腰椎间盘突出症是临床上常见的腰部疾患之一，在人群中的发病率约为15%。其发病主要是因为腰椎间盘部分尤其是髓核有不同程度的退行性改变，在各种外力的作用下椎间盘的纤维环破裂、髓核组织从破裂处突出，使相邻的神经根、脊髓遭受刺激或压迫从而产生腰痛、下肢疼痛、麻木等症状。腰椎间盘突出症的发生，可归结为内在与外在两种因素的共同作用，内在因素是腰椎间盘的退变，外在因素主要是外伤、劳损等，其主要的病理变化是纤维环的破裂和髓核突出，由此产生化学性的刺激和物理压迫而引起一系列临床表现。

什么叫腰椎骶化和骶椎腰化？

腰椎骶化是最下腰椎与第1骶椎融合变成骶椎，骶椎腰化是第1骶椎与第2骶椎分离形成第6腰椎。症状可有下腰痛，劳累后加重，休息后减轻。主要原因是假关节周围的韧带、肌肉等软组织慢性劳损出现充血、水肿、渗出、增厚而压迫或刺激神经。另外，骶椎腰化形成的假关节难以吸收外力所引起的震荡造成损伤性关节炎也是疼痛原因之一。

什么是腰椎滑脱？

由于先天性发育异常，也有少数是由于外伤骨折、慢性损伤等原因使腰椎一侧或两侧的椎弓根或峡部间骨质连续性中断，称为峡部不连或椎弓根崩裂，如果该节段脊椎椎体因为椎弓颊部不连而脱位形成腰椎的滑动移位形成腰椎滑脱。主要症状有长期反复下腰痛，有时疼痛放射至腰骶部甚至可放射到下肢。站立、行走、弯腰、负重时疼痛加重，卧床休息时减轻。

什么是腰椎管狭窄症？

腰椎的椎管由各个椎孔及其间的连接组织构成，容纳脊髓及其被膜、脊神经和马尾神经。腰椎椎管前壁为椎体、椎间盘后面及后纵韧带，椎管的后壁为椎板和黄韧带。椎管前后壁借外侧角分界，左右外侧角的两边是椎弓根，它伸入椎间孔，当椎间盘突出或关节发生炎症时都可使外侧角变小，影响神经根和硬膜囊的外侧部。一般认为，正常腰椎管矢状径为13～15mm，如果矢状径10～13mm，为相对椎管狭窄。椎管矢状径小于10mm为绝对椎管狭窄。腰椎管狭窄症的患者其椎管内的储存空间，包括硬膜外腔和蛛网膜下腔完全消失。大多数原发性腰椎管狭窄症的患者，在青壮年时期就会出现神经根或马尾神经受压的症状，与后天因素关系不大。继发性腰椎管狭窄症的患者，如腰椎间盘突出后形成的腰椎管狭窄，多在突出的椎间盘复位后症状消失，第4腰推的椎管矢状径最小。

引起腰椎间盘突出的原因是什么？

腰椎间盘突出症发病是内因和外因共同作用的结果。

内在因素

椎间盘退变是任何原因引起的椎间盘髓核脱水、纤维环断裂、椎体软骨碎裂。

外在因素

1. 突然的负重：脊柱负荷的突然增加可以造成髓核突出。

2. 腰部外伤：腰部受外力如扭转力、剪切力可造成纤维环破裂髓核突出。

3. 腹压增高：剧烈咳嗽、喷嚏、大便时用力可使处于病变临界状态的髓核突出。

4. 妊娠、产后：妊娠期间腰骶角过大、产后腰椎韧带松弛使椎间受力不均衡加重退变更易发生突出。

腰椎间盘突出症发病前有哪些征兆？

腰椎间盘突出症是在腰椎间盘退行性变的基础上发展而来的，因此，在发生腰椎间盘突出症前就有腰椎间盘退变引起的症状出现，这些症状可以在相当一段时间内存在，突然发生或反复发作。

易发生腰扭伤：反复发作的腰扭伤，有时较小的力就可以诱发，休息或止痛药可以缓解。

慢性腰痛：反复腰痛有时做家务弯腰时间稍长、着凉、咳嗽、喷嚏引起疼痛，休息后减轻。

脊柱侧弯：有时也可出现脊柱侧弯。

腰椎间盘突出症为什么好发于腰第4腰至第5腰椎间盘？

腰椎间盘突出症可发生与任何一个腰椎间盘，但以第4腰椎至第5腰椎间盘为多见，腰椎段的后侧韧带由上而下宽度逐渐减小，第4腰椎至第5腰椎和第5腰椎至第1骶椎段的宽度只有上部的一半。第4腰椎至第5腰椎接近腰椎前凸的顶点，是屈伸和旋转时受力的部分，该节段椎间盘突出占60%左右。

腰椎间盘突出症遗传吗？

在临床中我们还发现腰椎盘突出症常在一个家族中多人甚至全部发病。流行病调查显示，腰椎间盘突出症有一定的遗传性，但并不是父辈发病子辈也一定发病，只是子辈发病的几率高些。如骶椎隐裂、椎弓崩解、骶椎腰化、腰椎骶化等遗传性特别强，这些结构的异常势必造成功能的减弱。容易发生腰椎间盘突出症。

为什么有些腰椎间盘突出症患者只有腰痛？

只有腰背痛而没有下肢放射痛的患者往往是突出物较小，仅仅压迫硬脊膜囊，没有神经根受压的情况，或者是中央型突出，对神经根的刺激很小，如果椎间盘突出累及神经根会出现明显的腿痛。

腰背痛可分为两种类型：一种是腰背部广泛的钝痛，腰痛起病缓慢，活动时或长期处于一种姿势工作时加重，休息或卧床后减轻。另一种是腰背痛发病急骤，腰痛严重，腰背部肌肉痉挛，因腰背部疼痛使各种活动受限，严重影响生活和工作。前者多属于椎间盘纤维环尚完整，而后者多为纤维环突然全部或大部破裂，使髓核突出。

为什么腰椎间盘突出症有些表现为下肢疼痛与麻木？

大多数患者的坐骨神经痛的症状发生在腰背痛之后，既有腰痛又有坐骨神经痛。少数患者平时有慢性腰痛病史，而在发生坐骨神经痛后，腰部疼痛却减轻或消失了。这类患者的椎间盘髓核多突向一侧，压迫刺激单侧神经根，对硬膜囊压迫不明显。

神经根疼痛主要是纤维环破裂释放出的化学物质的刺激造成的，麻木的感觉是神经根受物理性压迫引起的，二者都存在时一般以疼痛为主。在炎症基本消失或炎症不明显时则表现以麻木为主。

腰椎间盘突出症能引起大小便失禁吗？

有的患者在长期患腰椎盘突出症后治疗不当，骶神经长时间受压可出现大小便失禁，由于突出物为第4腰椎至第5腰椎或第5腰椎至第1骶椎椎间盘，突出物较大且为中央型，严重压迫马尾神经支，早期会出现会阴部麻木现象，继而出现排尿、排便失去控制甚至出现性功能障碍的现象。

腰椎间盘突出症能导致瘫痪吗？

腰椎间盘突出症最主要的病理变化是突出的椎间盘对神经

根的压迫，如果压迫加重时，可出现神经麻痹，出现下肢运动、感觉和反射都可发生障碍。受压神经根支配的肌肉发生萎缩、肌力减退，病人可发生踝关节、足趾局部瘫痪，极少数发生下肢的完全瘫痪。

突出的腰椎间盘能复位吗？

当椎间盘周围纤维环没有破裂，发生腰椎间盘膨出时，作适当的整复治疗，膨出的髓核组织可回到椎间隙。在纤维环破裂后，发生椎间盘突出或脱出，再想通过推拿及牵疗等保守治疗以使突出的椎间盘复位很难。治疗过程中患者出现症状缓解主要是因为炎症及水肿的消退、神经根血运的改善，而不是突出椎间盘的复位。

腰椎间盘突出症CT图像的主要表现有哪些？

椎间盘后缘变形：椎体后缘骨质增生、韧带骨化。
硬膜外间隙中的软组织影：病变节段椎间盘突出二维影像，突出的类别、大小。
神经根鞘的压迫和移位：突出的椎间盘压迫神经的部位、方向。
腰椎间盘突出症在CT诊断中需与椎管内肿瘤鉴别。在CT图像中可测量出椎管的前后径和横径，以明确腰椎管是否狭窄。

腰椎间盘突出症患者的磁共振（MRI）检查有什么用？

直接观察脊髓和髓核组织、纤维环。腰椎间盘突出症患者由于髓核脱水退变，使其MRI信号减弱，在矢状位片中，髓核的大小、形态及信号强弱均可以得到清楚的反映。可以直接观察脊髓、蛛网膜下腔。对于脊髓肿瘤能很好地鉴别，对脊柱结核和脊柱转移癌的检出率较高。

腰肌扭伤会引起腰椎间盘突出症吗？

急性腰扭伤和慢性腰肌损伤，都可以成为腰椎间盘突出症发病的原因。急性腰扭伤在损伤腰部软组织的同时，或多或少地对椎间盘都有损伤，一旦扭伤的力量过大，就有可能造成纤维环的破裂，发生腰椎间盘突出症。长期的慢性腰部软组织的劳损，可减小腰部软组织对腰椎关节的加固作用，增加腰椎关节的负荷，加速腰椎骨质和椎间盘的退变过程，在外力的作用下或腰部软组织受到寒冷、潮湿的侵袭，腰肌痉挛，都可以诱发腰椎间盘突出症。

梨状肌综合征与腰椎间盘突出症有什么关系？

梨状肌的急性损伤、慢性劳损或炎症肿胀，可使肌腹形成纤维束带或瘢痕条索，梨状肌上下孔部位的粘连缩窄，造成坐骨神经在梨状肌部位受激惹或受卡压而产生一系列临床表现，称为梨状肌综合征。坐骨神经由第4腰椎至第3骶椎脊神经前支组成，自梨状肌下孔出骨盆后，在腘窝上方分为胫神经和腓总神经。

腰椎间盘突出症发病后，坐骨神经的炎症和腰骶部关节平衡的失调使患侧的梨状肌处于痉挛状态，也使梨状肌综合征成为腰椎间盘突出症的主要并发症，在腰椎间盘突出的患者中约占80%，在腰椎间盘突出症发病严重的时候其症状往往被掩盖，当腰椎间盘突出症缓解后，梨状肌综合征的症状就会突出表现出来。

腰椎间盘突出症有哪些治疗方法？

治疗腰椎间盘突出症的方法大致可分为非手术疗法和手术疗法两种方式。非手术疗法有口服药物、肌内注射药物、静脉滴注药物、封闭疗法、骶管注射疗法、髓核溶解疗法、经皮穿刺关节镜下切吸疗法。手术疗法包括溶核术、椎间盘摘除减压术、后路椎管减压手术等。手术治疗对人体的生理结构造成破坏，对机体的损伤较大，适合症状较重、保守治疗效果不好的患者。

腰椎间盘突出症的治疗原则是什么？

首先用物理疗法、药物缓解肌肉紧张，解除痉挛。然后痛过卧床休息，配合消炎、活血药物及神经支持药物。促进神经根炎症、水肿的吸收，消除对神经根的不良刺激，解除症状，恢复功能。

如果以上治疗后症状无明显改善，可根据病情及当地的医疗条件，在正规医疗机构选择接受髓核激光减压、胶原酶溶解、骶管注射治疗等。某些宣传能根治的疗法，在还没有经临床可靠的验证时应慎用。在系统保守治疗一段时间无明显效果后，临床症状较重的情况下，可选择手术治疗。

卧床休息对腰椎间盘突出症患者有什么意义？

腰椎间盘突出症发生后，负重及关节的运动可加重髓核的突出，加重神经根的炎症和水肿。在这种情况下，通过卧床休息可减少体重对腰椎间盘的压力,改善局部血液循环有利于炎症和水肿的缓解。并在很大程度上解除肌肉痉挛形成的张力对突出腰椎间盘所形成的挤压,突出的髓核也就随之脱水、缩小,减轻对神经根的压力,有利于疾病的康复和痊愈。

什么是骶管注射疗法?

骶管注射疗法也叫骶疗,或称之为液体刀疗法,是治疗腰椎间盘突出症的一种保守疗法。它是通过骶管经硬膜外腔注入药物,药物直接作用于突出的椎间盘和受压的神经根,使局部无菌性炎症和神经根水肿引起的症状得到缓解。所以,骶疗主要适用于腰椎间盘突出症急性期,神经根炎症、水肿明显、疼痛症状较重时疗效更好。

牵引对腰椎间盘突出症有什么作用?

利用固定肩部、胸廓与骨盆相对抗牵引可以对抗肌肉痉挛,使腰背肌肉松弛、平衡。纠正关节不稳,矫正小关节紊乱使脊柱关节达到生理平衡。减轻椎间盘内压力、恢复椎间隙高度,促使椎间盘回缩,改善突出物对神经根的压迫。

腰椎间盘突出症的髓核化学溶解疗法是
怎么回事?

髓核溶解术早期应用是将木瓜凝乳蛋白酶注入髓核,使髓核的主要成分蛋白多糖解聚,从而溶解髓核、降低间盘内压力,达到解除对神经根压迫的作用。以后应用胶原蛋白水解酶(简称胶原酶)注入病变腰椎间盘,有效地溶解髓核纤维环中的胶原蛋白，既降低椎间盘内压力又溶解间盘突出物，解除了神经根的压迫，缓解了临床症状，达到治疗目的。

哪些腰椎间盘突出症可用经皮穿刺治疗？

腰椎间盘突出症可用经皮穿刺治疗，适应证如下：
1. 病史超过3个月，经系统保守治疗无效者。
2. 病史虽短但痛苦较重，严重影响日常工作和生活，且决定要求外科治疗者。
3. 影像学检查证实椎间盘为轻到中度的局限性突出或膨出者，或虽有椎体后缘骨质增生或关节突增生，但以椎间盘突出或膨出为主，且节段与临床表现相符合者。约有30%～60%的患者适合用经皮穿刺治疗。

腰椎间盘突出症可用经皮穿刺治疗，禁忌证如下：
1. 椎间盘髓核脱出或游离者。
2. 椎间盘纤维环钙化。
3. 腰椎有明显不稳定。
4. 影像学虽然有椎间盘突出，而症状主要为腰痛，无下肢根性放射痛。
5. 腰椎退行性病变严重，如椎间隙严重狭窄、侧隐窝狭窄、骨质增生及黄韧带肥厚与骨化等压迫神经根和硬膜囊。
6. 合并有马尾神经损伤。
7. 肌力严重减退，足下垂。
8. 有严重社会心理障碍。

腰椎间盘突出症手术治疗有哪几种方式？

1. 后路经椎板、椎板间手术方法：后路显露椎板后椎板间开窗或经椎间隙切除椎间盘。

2. 小切口椎间盘切除术：棘突旁小切口一般4～5cm经椎板间或椎板小开窗完成椎间盘摘除。

3. 经腹入路腰椎间盘摘除术：通过腹膜从脊椎前路切除椎间盘，可以最大限度保留脊柱的完整性。

4. 前路经腹膜外腰椎间盘切除术：不进入腹腔，推开腹膜入路。减少腹腔脏器的损伤，减少肠粘连。

5. 腰椎间盘切除的显微外科手术：在剥离神经摘除椎间盘时用显微镜以减少神经血管的损伤。

6. 腰椎间盘假体置换术：利用人工制造椎间盘替换病变椎间盘能更好维持椎间隙高度、椎间活动度。最大限度地减少脊柱功能的破坏。

腰椎间盘突出症的手术治疗会有哪些危险？

椎间盘感染

约有1%～4%的感染率。多出现术后5～14天。手术后患者在几天的症状缓解后又出现剧烈的臀部、腰部或腹部疼痛或抽痛，有些出现肌肉痉挛。一旦明确诊断应立即处理否则后果严重。

血管损伤

多因钳取椎间盘时钳子过深，如损伤腹腔血管会有生命危险。

神经损伤

多因解剖不熟、视野不清、动作粗暴、神经变异引起。

脏器损伤

可发生输尿管、膀胱、回肠损伤，不多见。

脊柱不稳

后路手术切除小关节过多造成。

硬膜、神经根粘连

椎板切除后的硬膜及神经根的暴露，局部出血、血肿会形成粘连发生腰痛和放射痛。

腰椎间盘突出症患者手术后应注意哪些问题？

充分休息

手术后1～2周会有伤口痛、腰痛而且还会有麻木现象，经过对症治疗症状会逐渐消退。这时不宜下床活动，可以在床上练习直腿抬高运动，这可以防止肌肉萎缩，也可预防神经根粘连。

适当锻炼

一般2周后可根据医嘱下地活动，尽量减少腰部旋转动作。

佩戴腰围

可佩戴腰围，在腰围保护下室外活动。开始直立时佩戴，躺下后摘掉以后直立时间断应用。一般术后8～10周可以摘掉。

腰椎间盘突出症治疗的预后如何？

1. 腰椎间盘突出症患者可有一部分自愈的可能，约70%左右的患者可以经过非手术疗法而痊愈，但复发率较高。手术治疗的优良率可在80%以上，手术后的复发率在20%左右。

2. 凡有神经受损的患者恢复往往就不甚满意。有跟腱反射消失者，恢复不到10%；小腿感觉丧失者，恢复不到50%；肌力减退者，恢复率在75%左右。大小便功能重度障碍者，功能难以完全恢复。因此，在发现患有腰椎间盘突出症时应及早治疗，争取最好的效果。

3. 手术治疗后大部分患者的腰痛症状可以消失，手术对肌肉、筋膜的损伤对腰痛无明显影响。

4. 椎间盘间隙感染的患者，卧床时间长，经过积极治疗，绝大部分患者可以无需手术切开，感染后可遗留反复发作轻度腰痛的后遗症。

5. 95％左右的患者可恢复原来的工作。

腰椎疾病患者临床治愈后可以参加哪些体育运动？

游　泳

游泳对预防腰椎间盘突出症、治疗腰肌劳损、缓解腰痛有着很好的作用。水的浮力可使腰椎受力明显减小，在水中运动时受到水的阻力，动作变得缓慢，关节和肌肉不会受到强制性的牵拉，对腰部是有效的保护，同时又能锻炼肌肉加强了肌肉的力量。

跑　步

跑步是一种全身运动，能起到提高心肺功能、防止肥胖、强化肌肉力量的作用。腰椎疾患患者在开始时要用快走的速度跑，身体状况不佳时要暂时中止，量力而行。

自行车

骑行自行车时腰椎有轻度弯曲，能不同程度地减小椎管的压力。锻炼用的自行车应选择骑上后上身姿势自然舒展的普通型自行车，车座、车把的高度要适中。

腰椎疾病不能参加哪些锻炼？

腰椎疾病患者不提倡锻炼的项目如打高尔夫球、网球、棒球等，都是偏用一侧肌肉，使左右肌肉失去平衡，椎间盘承受扭转力增加的运动。如果很喜爱这些项目也要动作轻柔，或在专业康复师的指导下进行锻炼。

腰痛时可以锻炼吗？

腰痛如果影响了日常生活时不宜锻炼，因为此时锻炼可以增加局部炎性反应和水肿，要等腰痛程度减轻到不影响日常生活时开始锻炼。锻炼强度和时间以锻炼后舒适为好。要循序渐进，持之以恒，科学规律，坚持一段时间后会收到很好的效果。

什么叫间歇性跛行？

任何原因造成椎管狭窄时可有间歇性跛行表现。间歇性跛行就是患者在不走路的时候没有明显的不适，行走到一定距离时出现腰腿痛加重，坐位或蹲下休息后又可行走，再走一定距离后又出现相同症状。这是由于无论任何原因造成椎管狭窄，行走可使椎管内相应脊神经的血管生理性充血，继而静脉淤血，出现神经张力的变化、炎症加重症状。

脊柱也能发生结核吗？

脊柱和肺、消化道一样也可发生结核，脊柱结核是一种常见病、多发病。约90%脊柱结核来源于肺结核。结核主要从血液传播，少数有淋巴扩散到脊柱。活动期脊柱结核也有肺结核一样的全身症状，逐渐发展会出现脊柱畸形，大多数脊柱后凸畸形是因为脊柱结核所致，病情严重的会发生截瘫。

脊柱结核能早期发现吗？

脊柱早期结核病变缓慢而隐匿，症状往往不明显、不典型，还可能与其他疾病相混淆。因此，更应该注意一些全身症状，如食欲不振、乏力、潮热、盗汗或脊柱轻度钝痛不适。如有可疑症状应及时就医，进行详细检查，争取早期诊断早期治疗。

脊柱结核的治疗效果怎么样？

脊柱结核如果能及时正确诊断治疗绝大部分可以完全治愈，但结核发生严重的畸形或发生脊髓严重损害时，可能遗留相应的并发症，有些合并严重混合感染而危及生命。如果治疗不及时或不得当，就可以出现病变的迁延不愈、复发，给后期治疗带来很大困难。

脊柱常发生什么肿瘤？

脊柱和人体其他器官和组织一样有肿瘤发生，其发病率约占全身肿瘤的6.6%，其中一半为恶性，恶性肿瘤中50%为转移瘤。常见的良性肿瘤有脊索瘤、骨软骨瘤及血管瘤。常见的恶性肿瘤有骨髓瘤和脊柱转移癌。

脊柱转移性肿瘤怎样治疗？

脊柱转移瘤大多数是从其他器官转移而来，即便是体积很小，在原发部位已经是晚期。其破坏性大，容易造成截瘫，给护理带来不便使病人的生存质量严重降低。尽早手术，适宜的手术方法配合有效的放、化疗可以预防或延缓截瘫的发生，减轻痛苦延长生存提高生活质量。

什么是颈椎病？

颈椎病是一种退行性病理改变为基础的疾病，随着年龄的增长发病率逐渐增加。其定义为颈椎病的椎间关节（椎间盘、钩椎关节、关节突关节）退变，骨及神经（神经根、脊髓、交感神经）、血管（脊髓前动脉、椎动脉）产生相应的临床表现（症状与体征）为颈椎病。

在美国 50 岁的人颈椎病发病率 25%，60 岁的人 50%，70 岁以上的人有更高的颈椎病发病率。但大于 55 岁以上的人很多有影像改变而无症状。

颈椎病有几种类型？

我国在 1992 年第二届全国颈椎病研讨会将颈椎病分为颈型、神经根型、脊髓型、交感型、椎动脉型、其他型。如果两种以上类型同时存在成为混合型，其中交感型和椎动脉型颈椎病在临床上很难鉴别。

引起颈椎病的原因？

颈椎老化是基础，包括椎间盘、关节、软骨、韧带、肌肉筋膜的退行性改变造成脊髓、神经、血管等组织的损害，加上颈部肌肉受累、劳损、外伤，或长期不良生活姿态引起颈椎生理曲度异常、椎间隙的改变、神经刺激受压、软组织水肿出现一系列的症状和体征。

颈椎病与职业有关吗？

从颈椎病病因上讲，随着年龄增加，颈椎退变老化进入程序，某些职业颈部活动过多或过长时间颈椎处于某一位置可提早或加速颈椎的退变。早期发生颈项韧带炎、筋膜炎，当出现椎间盘退变、骨质增生损害神经、血管时就发生了颈椎病。

颈椎骨刺就是颈椎病吗？

颈椎骨刺又叫颈椎骨质增生，多是因为适应长期的运动负荷产生的适应性变化。随着年龄的增长，骨刺逐渐加重和广泛发生，可出现在所有的部位，负重关节更严重。多数情况下老年人没有症状表现。增生可造成椎管狭窄、对脊髓、神经、血管及软组织压迫、刺激时出现相应的临床症状，这时发生了颈椎病。

什么是根型颈椎病？

根型颈椎病是因为神经根受累引起，出现一系列相应节段的神经根刺激素功能障碍的临床表现，称为（神经）根型颈椎病。在颈椎病中发病率最高，达60％～70％，30～50岁多发，男性多于女性。表现为颈部酸胀、疼痛，上肢放射痛或麻木，有时与颈的位置、姿势有关，咳嗽、喷嚏、用力呼吸可加重症状或引起放射性疼痛，受累的上肢肌力下降，可有持物坠落。检查可发现颈部僵直、活动受限，颈肌可有痉挛、压痛，可有相应椎间孔部位压痛。臂丛神经牵拉试验、椎间孔挤压试验阳性。

什么是脊髓型颈椎病？

脊髓型颈椎病是由于颈椎体退化及相邻软组织的退变造成了对脊髓的直接压迫，加上剧烈的运动、长时间的不良姿势等动作等影响，导致脊髓受伤或缺血，进而影响脊髓的功能障碍，称之为脊髓型颈椎病。

脊髓型颈椎病发病率为12%～30%，可造成四肢瘫痪，40～60岁中年人多见。有时合并其他型颈椎病。脊髓型颈椎病是最重的一种，严重的会发生高位截瘫，预后不良。多数患者先出现下肢沉重、麻木、行走不稳、有踩棉花样感觉，可逐渐出现行走困难。一侧或双侧上肢麻木、无力、精细动作（写字、系扣子、拿筷子）障碍。躯干或下肢出现"束带感"，即下肢或躯干被绑束、收紧的感觉。大、小便功能的障碍或性功能减退表现。

四肢肌肉张力增高，肌腱反射活跃，可出现病理反射，可有感觉异常。

什么是椎动脉型颈椎病？

椎动脉型颈椎病是因为椎动脉受压迫或刺激而引起其供血不足所产生的一系列症状。

椎动脉经颈椎横突孔通过在脑内形成椎基底动脉，参与脑的供血。任何原因造成血管供血减少、引起脑血流供给不足会产生一是症状，如发作性眩晕、复视伴眼球震颤。有时出现恶心、呕吐、耳鸣或听力下降。这些症状可因颈部位置改变引起。常有突然低头、颈部旋转诱发突然摔倒，没有意识障碍，偶有四肢麻木，感觉异常。可出现一过性瘫痪，发作性昏迷。行旋颈试验可出现由医生指导患者头颈部的旋转诱发出上述症状为阳性，影像学检查显示节段不稳或钩椎关节增生。

头晕、恶心、耳鸣就是颈椎病吗？

除了神经根型颈椎病还有脑系科疾病。很多导致脑血管供血不足、脑中枢（前庭）功能障碍及耳科疾病造成的内耳迷路水肿、炎症均可引起晕的症状。有些全身疾病，如高血压、某些物质中毒也可出现。所以，除了要看骨科还要到脑科、五官科及其他相关科室就诊。

手麻是得了颈椎病吗？

神经根型颈椎病可以出现手麻，下列其他疾病也可以出现手指麻木：

腕管综合征可以引起中指近节麻木无力。
肱骨外髁炎可以引起前臂外侧痛麻无力。
肱骨内髁炎可以引起前臂内侧痛麻无力。
肱二头肌肌腱炎可以引起前臂内侧麻木疼痛。

美尼尔病和颈椎病性眩晕有什么不同？

美尼尔是由耳迷路内水肿引起的疾病，表现为反复发作的眩晕、耳鸣、耳胀和听力下降。颈性眩晕是颈椎器质性或功能性疾患，交感神经激惹、血管供血不足引起的眩晕，后者可以伴有颈椎影像上的异常。虽然都是眩晕，两者却是不同的疾病。

什么是肩周炎？

肩周炎又叫粘连性肩关节囊炎。本病多发生在40岁以上中老年人，50岁发病是高峰，所以又叫"五十"肩，多与外伤、过度活动、长期肩部姿势不良引起。本病表现肩部疼痛、活动受限、检查可有局部压痛、被动活动时疼痛。本病发病率2%～5%、女性多发，是自限性疾病，一般12～24月可自愈。

如何治疗肩周炎？

早期采用理疗、针灸、按摩可以缓解症状。可配合口服中成药舒筋活血、非甾体类抗炎药和肌松剂。关节主动活动功能锻炼，防止关节粘连、肌肉挛缩。如果有局限性压痛点可采用局部封闭，每周1次，2～3周可取得很好的治疗效果。症状严重者可在麻醉下，手法或配合关节镜松解粘连。

肩周炎与根型颈椎病有什么不同？

一般来说，肩周炎是肩周软组织无菌性炎症，或肩关节囊的病变，检查时应有局部的压痛点。肩关节被动活动、主动活动均可引起疼痛。根型颈椎病的病变在神经根，也表现肩痛，有时疼痛放射到前臂和手，检查时局部压痛不明显，被动活动肩关节多无影响。另外，颈椎病患者应该有颈部影像学的相应改变。

交感型颈椎病有怎样表现？

因颈椎病引起的交感神经的兴奋或抑制常见的表现如下：
头部症状：头晕、头痛、头昏、注意力不集中等；
眼部症状：胀、干涩、视物模糊等；
耳部症状：耳鸣、听力下降；
胃肠道症状：恶心呕吐、腹胀腹泻、消化不良等。
心血管症状：心悸、心律失常、心率及血压变化。
面部或某一肢体多汗、无汗、畏寒，偶有疼痛、麻木，但又不按神经节段分布。
颈部活动多正常，棘突间或椎旁小关节周围可以有压痛。

颈部活动有响声是颈椎病吗？

颈部活动时出现响声，不伴有疼痛或有较轻疼痛不适。发生响声或弹响多是因项韧带钙化、炎症，椎间小关节炎、紊乱引起。有些文献上归类为颈型颈椎病，多无较重的后果。如果不伴有严重疼痛、麻木，可注意观察或到骨科就诊。

照片上颈椎变直就是颈椎病吗？

正常颈椎有一个生理弧形凸向前方，颈椎病的病人常常变直、甚至反屈并伴有神经、血管受压。但当颈部软组织急、慢性损伤、炎症时也可以出现颈部肌肉痉挛性颈僵直。所以说颈椎变直可以是颈椎病的表现之一，出现颈椎变直并不都是颈椎病。

颈椎病必须手术治疗吗？

在颈椎病的几种类型中，髓型颈椎病可以造成脊髓不可逆损害。而且脊髓颈椎病的手术疗效与病程和脊髓损害的程度有关，病程越长，损害越重者手术疗效越差。一旦确诊为脊髓型颈椎病则应当积极手术治疗，对于个别在影像中（MRI）显示脊髓虽受压很重、仅有很轻的脊髓损害症状者，应该密切观察，定期复查。

颈椎病手术前需要戒烟吗？

尼古丁不仅直接损害神经细胞，还会影响脊髓的血液供应，直接影响手术疗效。同时吸烟还刺激呼吸道产生过多分泌物，以致痰多，容易诱发肺炎，不利手术后迅速康复。因痰多咳嗽，引起伤口疼痛、裂开，所以，手术前要戒烟，使呼吸道通过自洁，痰明显减少后进行手术更好。

哪些颈椎病可以保守治疗？

脊髓型颈椎病确诊后应当积极手术。而其他颈椎病均可以先采取保守治疗。大多数经保守治疗取得很好的疗效，只有少数患者出现严重的神经损害，或经正规的保守治疗仍没有好转，影响工作及生活者才采用手术治疗。

颈椎手术前需要病人做什么配合？

1. 术前戒烟。

2. 练习正确的起坐姿势。因为颈椎前后位不如侧位稳定性好，术后几天起卧应尽量先侧身过度动作。

3. 有些手术术后需要卧床1~3天，还需要术前练习床上大小便，以免术后不适应。

4. 前路手术需要推拉气管以增加手术中的耐受性。如果颈椎后路手术还需要术前剃头，刮净枕部头发及俯卧位练习。

什么是颈椎管狭窄症？

因发育性或退变因素造成骨性或软组织退变引起颈椎管解剖结构的减小，导致脊髓、神经的供应血管循环障碍出现临床症状叫颈椎管狭窄症。颈椎椎管狭窄是造成脊髓型颈椎病的主要原因之一。

颈椎前、后路手术的选择有什么区别？

颈脊髓、神经位于椎管内，颈椎病可以由前方的椎间盘、椎体骨赘、韧带病变压迫脊髓前方，也可以由后方的椎板、小关节突和韧带病变压迫产生症状。原则上由前方引起的病变行前路手术，由后方引起的症状行后路手术。

前路手术是怎样进行的？

前路手术是经颈前切口将颈前方气管和食道拉向一侧，显露椎体前面，从前方切除病变的椎间盘、骨赘、病变的韧带或椎体。依情况植骨、融合固定或椎间盘置换，以达到解除压迫、稳定颈椎的目的。一般前路手术病变不超过三个节段。

颈椎后路手术是怎样进行的？

通过后正中切口显露后路椎板，切除椎板或部分小关节突，解除后路压迫或行椎管减压成型手术。同时颈椎后路减压可使脊髓向后移位也可治疗某种程度的前方病变压迫脊髓的疾病。后路手术以扩大椎管为目的，有单开门、双开门或椎板"高架桥"等椎管成型手术方式，必要时还需采用植骨、融合、固定措施。

颈椎病能治愈吗？

颈椎病的治疗是针对引起临床症状和体征的原因采取措施，通过治疗达到缓解痛苦改善功能的目的。可以从以下几个方面进行简单评估：

痊愈：症状体征完全消失，生活、工作无任何影响。

基本痊愈：症状和体征大部分消失，仅遗留较轻的疼痛不适或偶然发生，但不影响工作及生活。

病情稳定：症状和体征部分缓解，吃药对症治疗能忍受，但不能参加工作。

无效：经治疗后病情无改善或加重。

哪些颈椎疾患可以采用牵引治疗？

下列情况可采用牵引治疗：
1. 颈椎肌肉痉挛。
2. 退行性颈椎间盘疾病。

3. 颈椎间盘突出症。
4. 颈脊神经根刺激或压迫。
5. 颈椎退行性骨关节炎。
6. 颈椎椎间关节囊炎。

在行颈椎牵引时，应该先用较轻重量、较短时间进行试牵或咨询专科医生。

哪些颈椎疾患不适宜牵引治疗？

1. 颈椎及其邻近组织的肿瘤和结核等疾病。
2. 颈椎邻近的血管损伤性疾病。
3. 严重的颈椎骨折。
4. 颈脊髓压迫症引起的髓型颈椎病。
5. 严重的颈椎骨质疏松。

落枕是怎么回事？

通常所说的落枕，原意是指睡眠时头离开了枕头而引起的颈背部疼痛和颈部活动障碍。多是由于睡眠姿势不良，枕头过高或过低，枕头软、硬程度不当造成的。当颈椎长时间处于过度偏转、过屈或过伸的固定位置时，颈部一侧的肌群就会处于过度伸展状态而导致其痉挛。如果此时颈部受风寒侵袭，则更容易造成颈背部气血凝滞，经络痹阻，使局部肌筋僵硬不和，活动不利。将这一颈部痉挛、强直、疼痛所致的头颈部转动失灵、活动障碍为主要症状的疾病，称为斜方肌综合征或颈肩背部急性纤维组织炎。

如何治疗落枕？

早期采用局部热敷、保暖，可用热毛巾或热水袋。不睡高枕、硬枕，可用较柔和手法按摩，辅以消炎、活血止痛类膏药，一般3～4天左右可以缓解疼痛，病情较重时应到医院看医生。医生可能采用激光、中药离子透入，必要时局部封闭可达到消炎止痛目的，配合口服消炎药效果更好。推拿旋颈手法可能有效，但必须有有经验的专科医生实施以免发生意外。

老年人容易发生什么类型的骨折？

老年人发生骨折的机会很大，其中，骨质疏松性是一个重要原因。严重的骨折会导致功能障碍。与此同时，骨折引起的严重并发症会给患者带来更大的痛苦，甚至衰竭、死亡。鉴于老年人群的特殊性，老年人更容易发生椎体骨折、腕部骨折、髋部骨折。

如何治疗胸腰椎骨折？

胸腰椎骨折根据骨折的严重程度可以分为保守疗法和手术治疗。

保守治疗：适用于较轻的椎体骨折，比如于单纯压缩骨折（椎体压缩不超过椎体高度的1/3）和无脊髓损伤的椎体爆裂骨折患者；

手术治疗：手术治疗适用于骨折压迫脊髓或神经根等有神经症状的患者。合并脊髓损伤的脊柱骨折给予手术治疗，如椎体间植骨融合术、后路减压、钉棒撑开内固定等。此类手术较复杂，具体手术方案需依具体情况而定。

还有一种手术方法是适用于骨质疏松患者的椎体骨折，叫做椎体成形术，此种手术采用微创方法，经皮向骨折椎体注入骨水泥，这类似于建筑上得混凝土浇铸，骨水泥增加骨折椎体的强度和稳定性，从而在短时间稳定椎体骨折、减轻患者疼痛。有些患者在进行椎体成形术后可以达到立即止痛，早期活动的疗效。这种方法是治疗老年骨质疏松性椎体骨折的有效方法。

发生腕部骨折有什么症状？

在跌倒时，仅仅使用手掌支撑一下，就有可能引起腕部骨折，这是因为手部保护性着地，力量全部集中到腕部，而桡骨远端是薄弱点，所以容易发生骨折。临床上最常见的为科雷氏骨折，从侧方看为典型的"汤勺样"畸形、从正面看则为"抢刺样"畸形。当患者跌倒后手腕部出现上述畸形时应该考虑腕部骨折，此时患者不应再活动，可用夹板绷带等固定折断的部位，这种临时固定可减轻疼痛，避免再损伤及便于运送。若在送医院前找不到这些固定器械，可做临时固定，避免不适当活动加重骨折移位和疼痛。腕部无移位的骨折，采用石膏或夹板外固定即可达到良好的疗效；有移位的腕部骨折，可采用闭合复位后石膏或夹板固定即可。对于极不稳定、整复后再次移位的骨折，可考虑切开复位内固定技术。

什么叫髋部骨折？

髋部骨折包括股骨颈骨折和转子间骨折，当跌倒受伤，髋部着地或下肢发生旋转暴力时极易发生股骨颈或转子间骨折。跌倒后发生髋部疼痛、活动障碍及下肢外旋畸形时均应考虑髋部骨折。此时，应避免暴力搬动患者，不正确的搬动方法会加重患者的疼痛和骨折的移位。

患者平卧位，亲属或周围人可用硬木棍或结实的木板将患肢与健侧肢体绑在一起，然后将患者抬至硬板上后送至医院，或拨打"120"等专业医护人员。

髋部骨折有什么危险？

髋骨折可以通过保守治疗而获得满意的效果，但有可能出现骨折不愈合或畸形愈合等后果。因病人需要长期卧床，可能带来褥疮、呼吸系统感染、泌尿系感染、下肢深静脉血栓等并发症。如果情况允许，接受外科手术治疗是一个积极的选择。

什么叫粗隆间骨折？

粗隆间骨折又称为转子间骨折，它是发生在股骨颈下、关节囊外、大小转子间的骨折，是老年人最常见的骨折之一。在股骨颈和股骨干交界处富有松质骨的膨大部分叫粗隆部或转子区，皮质骨很薄。大小转子周围肌肉丰厚，外侧所受张力较强。转子区由于位于股骨颈下，其承受着极大的压力和瞬间的扭曲力，所以转子间区骨折常常是压力和扭曲力综合所致的结果。粗隆间骨折占髋部骨折的65%，发病率与年龄、性别、种族有关，年龄大于80岁发生率高，女性多于男性。根据骨折的损伤机制，转子间区骨折可分为高能量传导暴力损伤和低能量直接暴力损伤。转子间区的高能量传导暴力损伤

（滑倒、扭转跌倒等）所致骨折多为粉碎性骨折，小转子常因肌肉的牵拉而成撕脱骨折。转子间区的低能量骨折多与转子间区受到直接暴力损失有关，这类骨折较少，骨折的粉碎性及压缩程度不及高能量传导暴力损伤，骨折易于复位，预后较好。近年来，随着人均寿命的提高，粗隆间骨折的发生率逐渐增加，多与高龄人群的骨质存在不同程度的骨质疏松。

粗隆间骨折有什么症状？

骨折发生后，根据骨折的类型、严重程度和受伤机制，可有不同的临床表现，肢体的畸形程度多反应骨折的移位程度和病情的严重性。粗隆间骨折依据其骨折移位程度和骨折线的形态可大致分为可分为以下5种类型：

1. 不完全骨折；
2. 部分移位骨折，内侧皮质完整，复位后稳定；
3. 移位骨折，后内侧皮质粉碎，复位后不稳定；
4、合并大转子碎片骨折，固定后无内侧支撑，不稳定；
5、骨折线从近内侧至远外侧走行，反斜形骨折。

骨折复位后能否稳定的关键是股骨转子区后内侧皮质是否连续。简而言之，粗隆间骨折可分为完全骨折和不完全骨折。完全骨折发生后会出现髋部疼痛、活动受限、外翻畸形；不完全骨折患者肢体无畸形，骨折断端出血量少，髋部轻微疼痛，有时患者在不知情的情况下甚至可行走。

粗隆间骨折容易愈合吗？

粗隆间有许多肌肉附着，局部的血液供给丰富，加上骨折的接触面积大，因此，骨折后发生不愈合的概率很低。主要问题是有发生髋内翻的趋势，形成畸形连接，造成跛行，并由于承重线的改变，可能在后期引起患肢创伤性关节炎。

粗隆间骨折如何治疗？

粗隆间骨折的治疗分为保守治疗和手术治疗，治疗的目的是让患者肢体早期恢复活动，使其尽快恢复受伤前的功能状态。粗隆间骨折以手术治疗为主，保守治疗虽然最终多能达到愈合的目的，但长期卧床减少了活动锻炼，增加了肺部、泌尿系感染及褥疮等并发症发生的几率，这些并发症可严重影响患者的生活质量甚至影响患者的生命。保守治疗时，骨折断端固定不牢靠，骨折端移位导致患者疼痛，这也是加重患者内科疾患的重要诱因。并且，保守治疗过程中患者长期卧床，给家属的护理带来极大不便。有统计显示，患者保守治疗的死亡率是手术治疗的4～5倍，因此，患者若无禁忌症，均应积极手术治疗，使患者尽早恢复肢体功能，下床活动，减少并发症。

粗隆间骨折的保守治疗是什么？

粗隆间骨折的保守治疗仅适用稳定的不完全骨折、骨折严重粉碎及内科状况不能耐受麻醉和手术的患者。不完全粗隆间骨折稳定性较好，患者疼痛、肢体肿胀情况轻，丁字鞋固定一段时间后，骨折断端即可愈合，预后较好，适于保守治疗；对于骨折严重粉碎及内科状况不能耐受麻醉和手术的患者，保守治疗患者一般给予跟骨牵引治疗，牵引时间为2～3个月。牵引过程中应定期复查X线片，观察骨折复位情况。牵引期间应注意加强防护，防止肺炎和褥疮等并发症发生。此外，保守治疗的相对适应症有患者体内有感染灶存在，待感染得到控制后，可给予手术治疗。

粗隆间骨折的手术治疗是什么？

手术治疗适应症较广，除外上述有手术禁忌症者，均可给予手术治疗。手术治疗的目的是用坚强的内固定器械固定骨折断端，对骨折进行牢靠的固定，使患者尽早恢复肢体活动。当然医生给予患者选择的治疗方法及骨折断端能否牢靠固定还取决于骨骼质量、骨折类型。手术治疗是粗隆间骨折的主要治疗方法，根据选择的固定器械不同，可将粗隆间骨折固定系统分为钉板内固定和髓内固定系统。

对于粗隆间严重粉碎性骨折的病人及老年骨质疏松不稳定骨折，应该给予人工关节置换治疗，使患者迅速恢复患肢功能，减少卧床时间，提高患者生活质量，避免骨折后并发症的发生。

为什么会股骨颈骨折？

股骨颈是股骨头下至股骨颈基底部的骨性部分，股骨颈为股骨上端的重力支持系统，身体的受力及重量通过股骨颈传导到下肢。

股骨颈基底部承受压力，股骨头、颈部在股骨上端呈弯曲状，股骨颈的纵轴以髋关节为支点，使躯干与下肢构成杠杆状力臂，载荷量大。这种弯而扭曲的几何形状难以对抗来自躯干的重力加载，但在股骨颈内部有适应股骨头压力传导的骨小梁系统，并且，股骨上端内侧面皮质明显增厚，它们可以消除股骨上端弯曲形状所受的扭曲力，将股骨头承受的重力呈垂直方向传导，股骨头的重力载荷通过这些结构传到到股骨上，增强了股骨上端的抗压强度。

尽管如此，随着年龄的增长，股骨颈的皮质逐渐变薄，股骨颈部骨小梁逐渐疏松，骨骼的密度及质量下降，易发生股骨颈骨折。

股骨颈骨折发生的机制及预后是什么？

大多数股骨颈骨折创伤较轻微，创伤机制可分为两种：
1. 外力直接撞击大转子。
2. 肢体受力外旋。在肢体受力外旋时，前侧关节囊和韧带牵拉股骨头使股骨头相对固定，股骨颈后侧壁撞击髋臼造成股骨颈骨折。股骨颈骨折根据骨折的部位可分为头下型骨折、经颈型骨折和股骨颈基底型骨折；根据骨折的移位程度，股骨颈骨折大致可分为移位骨折和无移位骨折。无移位骨折断端无移位，骨折损伤程度较小，属于稳定型骨折，预后较好；股骨颈移位型骨折断端移位较多，骨折损伤较大，股骨头多外展，骨折轻度外旋及上移属于不稳定骨折。发生于股骨颈头下的移位骨折对股骨头的血运破坏较大，自股骨颈基底向近端上升的骨内血管减少或生长受阻，从而降低了股骨头颈的血液灌注量，骨折后发生骨折不愈合和股骨头坏死的概率较高，应积极给予手术治疗。

股骨颈骨折有什么症状？

股骨颈骨折多由突然跌倒或受外来暴力等原因影响下，下肢发生旋转暴力所引起的骨折。当跌倒或外力撞击后出现髋部疼痛、不敢站立、患肢短缩、外旋畸形，或可见髋部肿胀、皮下瘀斑，有明显的压痛、叩击痛。辅助 X 线等检查可明确诊断。

如何治疗股骨颈骨折？

同粗隆间骨折一样，股骨颈骨折的治疗可分为保守治疗和手术治疗两种。保守治疗适应于无移位稳定性好的股骨颈骨折及不能耐受手术的患者。老年人股骨颈骨折的治疗原则，除促进骨折愈合外，要使患者及早进行肢体的功能活动，以免患者长期卧床发生肺栓塞、坠积性肺炎、泌尿系感染、褥疮等并发症。老年髋部骨折保守治疗死亡率高达 6.1%，而手术治疗死亡率为 0.9%，且保守治疗股骨颈骨折不愈合及股骨头坏死的概率较大。此外，保守治疗肢体恢复活动的时间较长，往往遗留髋内翻和患肢肌肉关节韧带挛缩，导致肢体功能受到影响，很多患者因此而最终失去生活自理能力，患者的生活质量明显下降。因此，目前认为，除非是稳定的不完全骨折，若患者无明显的手术禁忌症，均应考虑手术治疗，减少患者的卧床时间，减少发生骨折并发症。

哪些股骨颈骨折患者适合保守治疗？

股骨颈骨折治疗的方法可分为保守治疗和手术治疗。由于发生股骨颈骨折的多为老年人，从患者恢复肢体功能、预防并发症的角度考虑，股骨颈骨折多建议患者手术治疗。积极的手术治疗可以明显降低患者的死亡率和股骨头坏死的发生。

保守治疗仅适应于稳定性好的无移位骨折患者及不能耐受手术的患者。若患者为稳定性好的无移位骨折，患者肢体外展

15度，丁字鞋固定，6周后X线摄片评估愈合情况，待骨折愈合后，患者可以逐渐负重活动；不能耐受手术的患者中，嵌插骨折者可以给予患者丁字鞋固定；骨折断端移位明显者，给予其骨牵引治疗6周，骨折愈合后撤除牵引，开始肢体康复锻炼。对于不能耐受手术且体质非常弱的患者，疼痛缓解后，应鼓励做轮椅活动，预防并发症的发生，不必考虑骨折本身的治疗。

股骨颈骨折后会发生骨折不愈合吗？

股骨颈骨折后发生骨折不愈合是最常见的并发症之一，股骨颈骨折正常愈合的时间较长，约为5~6个月，其中在有移位的股骨颈骨折中，约20%~30%发生骨折不愈合。影响骨折不愈合的因素有年龄、骨折部位、移位程度及治疗因素。高龄患者骨质疏松，多并发有高血压、糖尿病、动脉硬化等疾病，均可影响骨折愈合。另外，骨折发生的部位对骨折愈合的影响较大。

1. 头下型骨折：股骨颈经股骨头下折断。骨折后由于股骨头完全游离，股骨头的血供大部分中断，通过股骨头圆韧带的闭孔动脉髋臼支仅能提供股骨头凹处少量的血液，此类骨折愈合困难，股骨头多发生缺血性股骨头坏死。

2. 头颈型：骨折从股骨头下斜向股骨颈折断，此类骨折由于肌肉的牵拉作用，往往向近端及后外侧移位。骨折断端剪应力较大，骨折不稳定。由于骨折破坏了股骨头大部分血供，骨折不易愈合，股骨头易发生坏死。

3. 经颈型骨折：骨折线位移股骨颈部，此类骨折发生后，股骨头颈部尚有部分血液循环滋养头颈部，此骨折尚能愈合。

4. 股骨颈基底部骨折：此类骨折线位于关节囊外，此处血供丰富，骨折端无关节液的浸润，骨折横断面宽，复位后骨折稳定，预后较好。

总而言之，股骨颈基底部骨折属关节囊外骨折，骨折后不易发生血供障碍，容易愈合。而其他类型的股骨颈骨折位于关节囊内，骨折后血供减少明显，外加关节液浸泡骨折断端，骨折不易愈合。

股骨颈骨折后是不是治疗越早越好？

股骨颈骨折是髋部骨折的一种，骨折后多表现疼痛、肿胀、畸形、髋关节活动受限，多数股骨颈骨折后都存在嵌插移位，如不积极治疗会导致畸形愈合，早期诊断治疗，有助于减轻患者疼痛，促进骨折早期愈合，尽可能恢复患肢的功能。骨折后患者长期卧床会出现多种脏器功能的减退，可以出现肺感染、心衰、肾衰，最终出现多脏器功能衰竭危及患者生命，因此，股骨颈骨折早诊断早治疗是非常必要的。

股骨颈骨折手术治疗的方法有那些？

股骨颈骨折内固定的形式很多，归纳约有以下几种类型：
多针（或钉）内固定
根据股骨上端骨结构和生物力学原则分别插入2～4根螺丝钉或钢钉，可有效防止骨折断端旋转、增加骨折断端的稳定性。但此方法总的牢固强度较弱，仅适应于骨质尚可的无移位骨折。术后此类内固定单独尚不足以支撑身体的重量，患者早期不可负重活动，应定期复查X线片，根据愈合情况，在医生的指导下进行康复锻炼。

滑动式内固定

现有各种不同式样的压缩钉或针。压缩钉或针可在套筒内滑动,当骨折线两侧有吸收时,钉向套筒内滑动缩短以保持骨折端密切接触,早期承重更利于骨折端的嵌插稳定。此类固定器械还有动力髋螺钉(DHS),可对股骨颈后外侧粉碎、骨折端缺乏复位后骨性支撑者提供可靠支持,此固定器械的上端螺钉还可对骨折断端产生加压作用。

内固定同时植骨

对于愈合较困难或陈旧性骨折,为了促进其愈合,于内固定同时植骨,植骨方法有两种。

1. 游离植骨:如取腓骨或胫骨条由大转子下插入股骨头,或用松质骨填充骨缺损等。

2. 带蒂植骨:较常用的是缝匠肌蒂骨瓣植骨术。随着显微外科技术的进展,已开展带血管蒂植骨术,如旋髂深动脉骨瓣的骨移植术,明显提高了陈旧性骨折的愈合率。

人工关节置换术

适应于头下型股骨颈骨折、陈旧性股骨颈骨折、骨折不愈合,或股骨头缺血性坏死,如病变局限在头或颈部,可行股骨头置换术,如病变已损坏髋臼,需行全髋置换术。目前较常用的人工髋关节类型有钴合金珍珠面人工股骨头、注氮钛合金微孔面人工股骨头、双动中心锁环型人工股骨头等,髋臼损害的用高分子聚乙烯人工臼置换,临床应用均取得较好的效果。

以上手术器械各适应于不同类型的股骨颈骨折,手术方案各有利弊,为患者选择最合适的固定器械,不仅能缩短患者术后的恢复时间,减少骨折不愈合和股骨头坏死的发生,还能提高效价比,减轻患者家属的经济负担。当然,使骨折治疗效果最优化,还有赖于医生对手术器械和骨折类型的充分理解。

股骨颈骨折患者治疗上有哪些危险性？

股骨颈骨折治疗总的来说有两种：外固定和内固定。外固定一般指的是长期牵引治疗，多用于保守治疗。长期牵引有可能导致褥疮、肺感染的出现，以及长期卧床下肢静脉回流不畅会引起深静脉血栓，栓子脱落后引发肺栓塞，导致极其严重的后果。内固定是指通过手术植入内固定物的方法使骨折断端复位，手术存在一定的风险，包括手术中血管神经的损伤，手术后伤口的感染可能，术后深静脉血栓形成，血栓脱落引起肺梗死的可能，以及手术后卧床导致其他的内科疾病的出现，如心肺功能的衰竭等。但相比于保守治疗来说，手术治疗患者的并发症及死亡率明显下降，患者术后肢体功能恢复快，卧床时间短，术后患者即可部分负重下地行走，减少了深静脉血栓、褥疮和泌尿系感染的发生率，同时，也方便了患者家属的护理工作。

股骨颈骨折容易发生哪些合并症？

股骨颈骨折的一般并发症包括骨盆骨折、关节脱位、内脏损伤、其他处骨折、大出血、休克等。

后期并发症包括股骨颈骨折不愈合、股骨头缺血性坏死、创伤性关节炎等。

1. 延迟愈合和不愈合：股骨颈骨折经治疗后 6 个月内仍未完全愈合，应诊断为延迟愈合。股骨颈骨折后骨不连的发生与年龄、骨折移位程度、骨折线位置和骨质疏松的严重程度等有关，不少患者可因此发生再移位。应根据股骨头存活情况选择再做带血供骨瓣移植或关节置换术，股骨头坏死或已有移位者应做人工关节置换术。

2. 股骨头缺血性坏死：骨折已愈合、股骨头坏死尚未严重变形、临床症状较轻的患者不必急于手术。可令其保持正常生活，防止过多负重和运动。不少患者可在股骨头缺血坏死后仍保持多年正常生活和轻工作。疼痛与功能障碍明显加重后，需考虑全髋关节置换术。

股骨颈骨折术后股骨头坏死的取决于哪些因素？

股骨颈骨折后可明显影响股骨头的血供。骨折后是否出现股骨头坏死取决于血供的破坏程度，而血供的破坏程度又取决于股骨头的移位程度和股骨颈的粉碎情况。股骨头最主要的血供来源于旋股内侧动脉的分支后上和后下支持带动脉，二者在股骨颈中段穿过关节囊后进入股骨颈滋养股骨头。根据骨折的部位，股骨颈骨折可分为头下型、股骨颈型和股骨颈基底型；根据骨折的移位情况，可简单分为无移位型和移位型。当股骨颈中段及股骨头下骨折并发生明显移位时，股骨头的血供明显减少，此时发生股骨头坏死的概率较大。此外，骨折端血肿导致关节囊内压力升高，妨碍关节囊内静脉回流，进而减少股骨头动脉血供。因此，早期解剖复位和坚强的内固定及关节囊切开、清除关节内淤血有利于减少股骨头坏死的发生。

防止股骨头坏死应该注意什么？

1. 一定要加强髋部的自我保护意识。
2. 走路时要注意脚下，小心摔跤，特别在冬季冰雪地行走时要注意防滑摔倒。

3.在体育运动之前，要充分做好髋部的准备活动、根据自身情况适量活动。

4、在扛、背重物时，要避免髋部扭伤，尽量不要干过重的活。

5、髋部受伤后应及时治疗，切不可在病伤未愈情况下过多行走，以免反复损伤髋关节。

6、在治疗某些疾病上，特别是一些疼痛性疾病时尽量不用或少用激素类药物。

7、戒除吸烟饮酒不良嗜好。

8、注意增加钙的摄入量，食用新鲜蔬菜和水果，多晒太阳，防止负重，适量活动等对股骨头坏死均有预防作用。

除以上日常生活中要注意的事项外，在股骨颈骨折时，对股骨颈采用坚强内固定，若判断股骨头血供不良，可同时应用带血管蒂骨瓣植骨，促进股骨颈愈合，增加头部血运，防止骨坏死。

糖尿病患者能做手术吗？

糖尿病患者可以手术，但糖尿病患者术前应积极控制血糖。糖尿病患者体质较弱和免疫功能较差，容易出现并发症。其内分泌代谢紊乱使机体的防御能力明显下降，对各种病原生物的抵抗力明显削弱，术后易发生伤口感染；糖尿病患者的代谢异常，尤其是蛋白质的合成能力下降，使患者手术创口的愈合能力降低。此外，手术及麻醉所引发的应激反应会使血糖升高，相应地也会增加发生糖尿病急性并发症的几率。因此，患者术前应积极控制血糖，将血糖控制在理想范围后才可手术。

术前医生为什么将口服降糖药改为胰岛素？

术前医生往往将口服降糖药改为胰岛素治疗，患者可能有疑问。

外源性胰岛素不仅有助于克服胰岛素拮抗激素的升糖作用，而且胰岛素强有力的调控代谢作用也使患者的高血糖状态和脂肪分解倾向得到有效遏止，可以避免患者因手术打击引发急性并发症，也只有使用胰岛素才有可能在手术过程中实现对患者血糖波动的及时和精细的调节。

此外，胰岛素还是一种营养性激素，可促进机体的多种合成代谢，包括蛋白质的合成，将有效地提高患者的抗感染能力和创口的愈合能力，因此，在围手术期糖尿病患者一般都要使用胰岛素治疗。术后待血糖稳定且无并发症者，可恢复手术前的治疗方案。当然，对于 1 型糖尿病患者和 2 型已接受胰岛素治疗的患者，术前应调整胰岛素剂量，使血糖控制在理想范围内，术后应继续给予胰岛素治疗。

为什么术前要做检查？

手术过程有一定风险，为防止手术过程中出现意外，手术前应对其全身情况和重要器官功能进行详细检查，明确患者存在的内科疾病并在术前积极治疗。高龄患者的内科疾病多不能在短期内治愈，但应该积极治疗疾病，使患者能够耐受麻醉和手术。髋关节手术围手术期常出现的严重并发症有心搏骤停、急性肾功能衰竭和水电解质紊乱。髋关节手术一般失血量较大，大量失血后，血流动力学发生严重改变，回心血量不足、血压下降、冠状动脉灌注不足，导致心肌缺血、缺氧，特别是在原有心脏疾病的基础上，心肌细胞电生理更容易发生异常，进而心脏停搏。许多临床化验指标可以反映机体的健康情况，如术前的血清白蛋白水平间接反映机体的健康和营养状况，当其在 46g/L 以上时，手术死亡率低于 1%，当白蛋白低于 21g/L 时，手术过程中及术后死亡率高达 29%。可见患者手术前的病情和体格状况格外重要，术前应给予仔细检查，评估手术的风险。此外，术前应纠正血容量不足、电解质紊乱、低蛋白血症等病理状态，使患者在最佳生理状态下手术。

做完手术是不是等于痊愈了？

做完手术不等于骨折痊愈。手术只是用内固定器械将骨折复位固定，骨折断端尚未愈合，内固定器械单独不足以承受身体得重量。术后患者不可完全负重，待伤口疼痛减轻后，可以部分负重，开始的负重重量为体重的 1/5 左右。待 6~8 周后拍摄 X 线片，骨折完全愈合后才可逐渐完全负重。

此外，凡是手术都会或多或少的带来肌肉、血管、神经等正常的人体组织的损伤，手术后要给予抗炎消肿对症治疗，观察患者术后的生命体征，伤口要给以清洁换药，避免伤口感染发生。其次，由于手术对机体凝血系统的激活，术后还有发生深静脉血栓的可能，应定期查血浆二聚体，并给予药物及物理治疗，避免术后下肢深静脉血栓的形成。患者还应该定期拍片复查，查看骨折愈合情况，视骨折愈合情况进行功能锻炼，防止肌肉粘连、肌肉萎缩，尽可能早恢复患肢功能。可见，手术后不能等同痊愈，它只是万里长征的第一步，术后还应该给予患者积极的药物及物理治疗，并指导患者进行功能康复锻炼。

什么叫股骨头坏死?

股骨头坏死是我国一种常见的髋关节致残性疾病,是由于骨内循环障碍、骨细胞死亡,继而导致股骨头结构发生改变,后期股骨头塌陷、髋关节疼痛及功能障碍。引起股骨头坏死的原因很多,一般可分为创伤性和非创伤性两大类,创伤性的如股骨颈骨折、髋关节脱位、髋部外伤等,可直接或间接损伤股骨头血运,从而导致股骨头缺血坏死;非创伤性缺血性股骨头坏死的致病因素很多,包括酗酒、大剂量激素治疗后、局部放射治疗后、减压病、系统性红斑狼疮、凝血功能障碍、血红蛋白病,等等。其中,酗酒和激素导致股骨头坏死是我国最为常见的病因。非创伤性股骨头坏死好发于20~50岁,男性多见,约80%以上患者累及双髋关节。根据对该病自然病程的研究,未经有效治疗,多数患者在1~4年内发生股骨头塌陷。股骨头一旦塌陷,约87%的患者因髋关节功能障碍而需行人工全髋关节置换术。相关因素导致股骨头内循环障碍后,组织缺血缺氧,骨组织坏死,继而导致股骨头结构改变,引起股骨头塌陷、髋关节疼痛和功能障碍。此病起病隐匿,初期缺乏特异性表现,往往被患者忽视。病情发展很快,等症状加重,患者不能耐受时,往往已进展为晚期。

缺血性股骨头坏死的原因是什么?

股骨头缺血是造成坏死的主要发病机理,目前确切病因不明。可以是发生于动脉的供血,也可以是静脉回流不好,或由于骨内压的增高导致缺血而产生坏死。

1. **骨外因素**:外伤所致的股骨头血管断裂、受压、脉管炎、动脉硬化所致的血管阻塞、雷诺氏病、减压病和交感神经反射性所致的血管痉挛都可直接或间接导致股骨头缺血性坏死。

2. 骨内因素：血红蛋白病的异常红细胞、酒精中毒以及胰腺疾病所产生的脂肪栓子均可阻塞骨内微血管，导致股骨头缺血性坏死。另外，转移的肿瘤、激素所致的肥大脂肪细胞造成的骨髓内容物体积增大，可致骨髓腔内压增高，压迫骨内微血管或骨内血管本身的病变或痉挛，以致供血受阻。骨内外的各种致病因素均可使骨髓内压增高，升高的骨内压又增大了血流的阻力，从而进一步导致缺血、细胞变性坏死、水肿等。组织的水肿使已增高的骨内压进一步升高，形成一系列的恶性循环，尤其是患肢继续负重，增加缺血的股骨头压力，会加快骨的坏死并导致骨小梁的断裂、股骨头的塌陷。

股骨头坏死有什么症状？

大多数患者早期表现为髋部隐痛、酸痛或者刺痛，而且时发时愈，局部无红肿，行走与运动过后疼痛增加。疼痛常向腹股沟或臀后侧、外侧或膝内侧放射，髋关节外展外旋功能有轻度障碍，可有跛行。随着跛行及疼痛加重，患髋呈轻度屈曲、外展及内旋活动受限。症状可持续加重，晚期表现为骨关节炎症状，患肢可缩短，肌肉萎缩，甚至有半脱位体征。后期腹股沟区压痛、髋关节叩击痛及纵向叩击疼痛明显。

酒精中毒如何引起股骨头缺血性坏死？

目前，饮酒与股骨头坏死的关系已经明确。在我国，酒精性股骨头坏死约占缺血性股骨头坏死的25%～30%，酒精性股骨头坏死的发病率与患者的饮酒量和饮酒史的长短呈正相关。值得注意的是，应用激素或有高凝血机制的酗酒者，其股骨头坏死的发病率明显提高。因而，了解酗酒者既往病史及饮酒量对酒精性股骨头坏死的诊断及预防有重要意义。

乙醇的代谢产物乙醛是一种有毒有机物，当人体长期蓄积达到一定水平后，人体各系统及器官产生变化。其中循环系统的病理改变可导致股骨头缺血性坏死。酒精性股骨头坏死的发生与多种因素有关，在各种病理变化的作用下，微血管栓塞，血管内皮细胞肿胀，骨细胞坏死，骨溶解。与酒精性股骨头坏死相关的病理变化有下面几点：

1. 酗酒可引起脂肪肝、高脂血症。大量饮酒，可引起脂肪肝、高脂血症，使血液循环中脂滴增多，从而使股骨头软骨下毛细血管形成脂肪栓塞，导致股骨头坏死。

2. 引起脂质代谢紊乱。大量饮酒可引起脂肪代谢紊乱，血液中非脂化脂肪酸增多，引起局部血管炎。同时，增多的非脂化脂肪酸可促进前列腺素增多，后者同样可使局部容易发生血管炎而栓塞。

3. 酒精中毒可致骨强度下降。乙醇的代谢产物在骨组织中的不良反应可使骨形成减少、骨吸收增加，从而导致骨质疏松和软化，加重病变的进展。酒精性股骨头缺血性坏死与其他原因引起的特发性骨坏死的基本病理变化都是股骨头血液循环障碍导致骨缺血、坏死，最终发生股骨头变形、塌陷和骨关节炎。

激素引起股骨头缺血性坏死的发病机制是什么？

激素性股骨头缺血性坏死确切的发病机制尚不清楚，但已经有确切的证据表明，长期使用激素可以引起股骨头坏死。肾上腺皮质激素导致股骨头坏死的机制可以从两方面阐述，一方面，激素诱导的股骨头坏死是缺血性坏死，缺血是股骨头坏死的直接原因。激素可以引起脉管炎、脂肪栓塞、脂肪细胞肥大及骨髓内压力增高，可导致骨内微循环障碍、骨缺血而发生坏死；另一方面，激素可以对骨细胞有直接的细胞毒作用，引起骨细胞的凋亡。其实这些机制往往不是单独存在的，他们之间相互联系，互成因果关系。

与酒精性股骨头缺血性坏死一样，激素可引起脂质代谢紊乱，血脂升高及局部前列腺素释放增多，导致股骨头毛细血管脂肪栓塞。同时，激素还可使骨髓中脂肪细胞变性、机体纤溶能力降低、血管病变、抑制成骨细胞活性和促进破骨细胞活性等。其发病机制如下：

第一，激素可导致骨髓内脂肪细胞肥大聚集，压迫血管及血窦，血液回流受阻。局部坏死后，机体产生炎性反应，炎性物质增加血管通透性，导致水肿，进一步加速疾病的进展。

第二，皮质类固醇激素可引起小动脉肌层蛋白变性和平滑肌细胞坏死，继发小动脉硬化，血流量减少。此外，股骨头毛细血管内脂肪栓子、高凝状态以及游离脂肪酸可导致血管内皮损伤，加上机体纤溶降低引起血管内凝血，血管的病变及血栓的形成进一步阻断了股骨头的血供。

第三，大量服用皮质类固醇激素可抑制成骨细胞合成胶原，抑制骨质的钙化过程。与此同时，皮质类固醇激素可以加强破骨细胞功能，加速骨吸收的作用。

以上三点并无先后顺序，他们往往是同时发生的。可见以上综合因素的存在导致骨微循环障碍，而使骨缺血坏死，病情逐渐进展，股骨头发生变形、塌陷，髋关节功能逐渐丧失。

激素的使用与股骨头缺血性坏死有何关系？

长期使用或间断大量使用激素，能引起股骨头缺血性坏死，这是一个肯定性的结论。股骨头坏死与激素的种类、剂型、给药途径有直接关系，与激素的总量及时间不成正比。长期大量使用激素或日量过大、剂量增减突变是发生股骨头坏死的原因之一。此外还与个体敏感性，特别是更年期妇女对激素敏感有关，并与原发病有关。激素的针剂比片剂的发病率高，静脉或硬膜外给药，关节周围穴位封闭或关节腔内注射时，股骨头坏死发病率高，病情严重，发病间隔短。这可能与药物在体内吸收充分、发挥效应彻底有关。某些疾病，由于治疗上的需要而不得不用激素，然而，可怕的是由于认识不够，临床上存在大量误用或滥用，数量之多，令人惊异。甚至有的因感冒、不明原因的发热而反复应用激素。有的将软组织劳损、慢性退行性关节炎误以为类风湿性关节炎治疗，长期应用激素，这不能不引起人们的高度重视。

治疗过程中为何有些患者疼痛减轻，而有些患者加重？

股骨头坏死患者经过系统的治疗，大部分患者临床症状和体征都有所改善，但部分患者诉说髋关节疼痛加剧心里压力很大，失去了治疗的信心，但X线显示好转。其实髋关节疼痛不完全标志着病情加重，骨质在修复过程中也会出现这种现象。坏死骨靠近关节面被吸收，产生酶类和蛋白的分解产物，这些毒素进入关节腔刺激滑膜，便产生了剧烈疼痛。死骨吸收后，疼痛便会减轻消失。

股骨头坏死后为什么会出现跛行？

跛行是一种临床表现。引起跛行的原因很多，如双下肢不等长、髋膝踝关节功能受限、骨盆的倾斜、脊柱的畸形、肌肉痉挛或软弱无力、疼痛、心理因素等。股骨头坏死患者出现跛行的原因主要是疼痛和功能受限，患肢短缩。患肢疼痛时常呈防痛步态，功能受限主要表现为患髋内收，患侧膝关节便紧紧向健侧靠拢，甚至两膝内侧相互摩擦。塌陷所致跛行，其中早期股骨头坏死患者在病情好转后，不再有跛行的症状，而晚期股骨头坏死患者，在病情好转后仍会有跛行的征象，只是比治愈前明显好转。

如何诊断股骨头坏死？

股骨头坏死的诊断需要了解患者的病史，进行仔细的体格检查和必要的辅助检查才可确诊。

病史包括

仔细询问患者疼痛发生时间、性质、程度、部位等，有无外伤史、服用激素史、饮酒史等，并了解患者的职业史、嗜好和家族史。

体格检查

包括患肢跛行、患肢短缩和肌肉萎缩，腹股沟按压疼痛、髋关节叩击疼痛、纵向叩击髋关节疼痛，以及托马斯症、4字实验等。

辅助检查

主要为拍摄X线片，最好为双髋部位正式位和蛙式位的影像片。股骨头坏死时，X线片可见骨质疏松、骨密度不均匀、囊样变、塌陷、变形、或是关节间隙狭窄等症状。但X线片成像比较粗糙，股骨头坏死早期的症状在片上显现的不明显，容易误诊。此时，还可采用CT、MRI等检查，可清晰显示股骨头的病变，有助于股骨头坏死的诊断。

对于怀疑有股骨头坏死可能、但暂时不能确诊的，患者应定期医院复查，以防漏诊延误病情的治疗。

股骨头坏死能治愈吗？

股骨头坏死目前没有能治愈的方法，只能明确病因后去除致病因素，延缓疾病的进展。

目前，股骨头坏死的治疗方式通常有手术治疗和非手术治疗。一般中、早期的股骨头坏死的患者不需要做人工关节置换术，这个阶段患者应该减少负重，针对病因给予患者对症治疗，还可以采用髓腔减压、带血管蒂骨瓣转移、各种截骨术等方法治疗，改善患者症状，延缓人工关节置换的时间。

此外，中药内服可改善髋关节及股骨头的血供，使股骨头局部血管扩张，血流增加，起到活血通络、祛瘀生新、益肝肾、强筋骨之功效，促进死骨排泄、新骨生成，增强股骨头的密度和强度，使坏死的股骨头得以新生，有效延迟全髋关节置换的时间或避免全髋关节置换手术。

人工关节置换是一种终末治疗方案，当患者髋关节疼痛无改善、肢体功能严重丧失时，可以给予人工髋关节置换。

缺血性股骨头坏死患者为什么需要挂拐？

患者诊断为股骨头坏死后应该挂拐。股骨头缺血性坏死后，骨细胞凋亡，骨骼的密度和质量降低，股骨头抗压应力的机械强度随之降低。股骨头坏死开始大多发生在股骨头的前外侧，这主要是应力集中的原因。缺血性坏死和髓内压力升高二者可互为因果形成恶性循环。此外，由于行走时疼痛等原因，行走时单侧股骨头的承重是体重的3～5倍，因此，用双拐来减轻股骨头的承重，防止坏死股骨头的塌陷是治疗中一个非常重要的措施。因此，股骨头缺血性坏死患者应该拄拐减轻股骨头的应力，延缓疾病的进展。

什么是人工髋关节置换？

人工髋关节假体仿照人体髋关节的结构，将假体柄部插入股骨髓腔内，利用头部与关节臼或髋臼杯假体形成旋转，实现股骨的曲伸和运动。人工关节置换主要适用于治疗髋关节病变导致髋关节疼痛、功能障碍，如退行性骨关节病、股骨头坏死、髋关节发育不良、强直性脊柱炎、股骨颈骨折等。通过人工关节置换缓解关节疼痛、改善关节功能、矫正畸形、提高患者的生活质量。

人工关节置换分为半髋关节置换和全髋关节置换。其中半髋关节置换包括人工股骨头置换、股骨头表面置换。全髋关节置换包括骨水泥型全髋关节置换、非骨水泥型全髋关节置换、混合型全髋关节置换。

半髋关节置换

1. 人工股骨头置换：目前多使用双极人工股骨头，相比于单极人工股骨头，双极人工股骨头髋臼磨损少，关节活动度好、下沉率和松动率低。此方法适应于高龄移位明显的股骨颈骨折、股骨近端恶性肿瘤，以及全髋关节置换术后脱位经各种治疗难以维持者。

2. 股骨头表面置换：股骨头表面置换是一种过渡性手术，

主要适应于较轻股骨头坏死患者，股骨头已经塌陷或将要塌陷，而髋臼软骨尚完好。此手术仅将股骨头表面软骨和坏死骨除去，能够最大限度地保留骨量。如手术后脱位的可能性极低，手术失败后可改行全髋关节置换。

全髋关节置换

人工全髋关节由人工髋臼和人工股骨头组成，全髋关节置换适应于年满50岁以上髋臼破坏重或有明显退变、疼痛重、关节活动受限明显、严重影响生活及工作；类风湿性髋关节炎、关节强直、病变稳定，但膝关节活动良好者；股骨头无菌性坏死和陈旧性股骨颈骨折并发股骨头坏死，并严重变形、塌陷和继发髋关节骨性关节炎；人工股骨头置换术、人工全髋置换术、髋关节融合术失败者。目前，骨水泥型全髋关节置换、非骨水泥型全髋关节置换、混合型全髋关节置换并无绝对适应症，多推荐使用混合型全髋关节置换。混合型全髋关节置换是指骨水泥假体与生物固定假体同在一个髋关节中使用，效果优于前两者。

人工髋关节置换术后要保持什么样的姿势？

目前，人工关节置换术多采用后外侧入路、髋关节后侧关节囊被切开。关节置换术后，由于关节囊切开缝合后很不稳定，髋关节内旋内收时，人工股骨头容易发生后脱位，因此，关节置换术后应保持中立外展位。患者可穿丁字鞋固定患肢，防止内旋内收。

髋关节术后需应注意哪些问题？

1. 术后患肢放置于外展中立位，一般外展15～30度，用防旋板或丁字鞋固定防止患肢内旋内收,这样做的目的防止早期脱位。

2. 术后第2天开始就可以进行功能锻炼,早期进行锻炼一方面避免肌肉萎缩,另一方面可以促进血液循环代谢,有利于缓解胀痛。术后第3天可以在医生的指导下坐床边进行练习,注意坐位的时候避免髋关节屈曲超过90度,患髋避免屈曲、内收内旋的动作。

3. 从可以从床上站到地上,不要急于行走,先要适应一下,因为刚站到地上容易出现头晕等现象,这是体位改变导致的头晕,慢慢适应一下就可以缓解。之后开始慢慢行走。要双手扶住助行器,一步一步前进,避免身体后仰,行步行练习的时候,旁边一定要有家人陪护,避免摔倒等发生。

4、患者还应该抗凝治疗,手术创伤和人工关节的植入使机体处于高凝状态,特别是下肢静脉回流差,易于发生深静脉血栓,因此,术后还应该积极抗凝治疗。

人工髋关节置换术后会疼吗?

一般术后1~2天手术区域会疼痛,尤其是术后至24小时,之后病人就会感觉比较舒服。关节置换手术的病人术后会常规给予自控止疼泵,有助于减少患者术区疼痛。

置换术后多长时间可以下地?

术后第3天就可以下床站立,不要急于行走,之后开始慢慢行走。然后患者的活动量逐渐增加,若患者的个体情况允许,患者可在7天后练习上下楼梯。1~2月后,患者门诊复查,医生检查患者的大腿部肌肉力量,患者的大腿部肌肉力量恢复允许的话，鼓励患者逐渐弃拐自行行走。

术后患者下肢肌肉力量练习方法有哪些？

术后第2天开始进行膝部按摩，可进行患侧踝关节主动屈伸活动和抗阻活动。术后3～5天行患侧股四头肌等长收缩训练，并且进行患侧髋、膝关节被动活动。通过双肘支撑，在他人帮助下或双手握住床上方的吊环挺起上半身，臀部抬离床面，保持10～15秒，重复5～10次。术后第5天，在膝下垫枕使髋弯曲10～20度，然后以膝部为支点做挺髋动作，即抬臀动作。术后第2周，鼓励患者在无痛范围下进行主动的患髋膝屈伸能力训练，屈髋度数为45～60度，待患者肢体力量练习到一定程度，患者可以练习屈伸膝关节，练习方法有终末伸膝练习、屈伸膝关节练习等。

髋关节置换出院后日常生活需要注意些什么？

人工髋关节置换术后病人会感觉疼痛明显减轻，甚至完全消失，关节活动范围也明显增加，随之日常活动能力明显提高。关节置换术中，由于关节囊切开，关节囊的愈合时间需要6个月，因此，术后6个月内患者应注意禁止髋关节内收、内旋，不要把患肢架在另一条腿上；髋关节屈曲度应大于90度，禁止下蹲取东西或坐在使髋关节屈曲度小于90度的低椅子上。

髋关节置换出院后该怎么进行运动？

术后患者有必要参加一定量的活动，提高活动能力有助于提高患者心肺功能水平、增强肌肉和提高骨骼密度，还可防止肌肉萎缩及运动协调性降低。但术后过多的活动会增加关节负荷，增加假体磨损率，最终加快假体的松动。此外，活动量及活动强度过大会增加脱位、假体周围骨折和植入物折断等创伤并发症发生的可能。因此，患者应做低强度的活动，并且活动量也不应过大，建议患者做游泳、高尔夫、骑自行车、保龄球等低撞击强度的运动项目。还应该积极控制体重，体重越重，关节负荷越大，降低体重可延长人工关节的使用寿命。

出院后需要吃药吗？

患者出院并不代表药物治疗已经结束，创伤术后机体的高凝状态会持续4周。另外，人工关节假体是一组很大的异物，置入人体后会激发凝血反应。其次，患者出院后，由于肢体功能刚刚开始恢复，活动量少，下肢血液回流差。以上因素综合使血栓更容易产生，导致静脉血管栓塞，引起肢体肿胀、疼痛、血液循环障碍，甚至血栓脱落导致肺栓塞而危及生命。因此，患者出院后应该继续服用抗凝血药，术后建议患者服用抗凝药。此外，如若患者术区疼痛，应及时去医院复查，排除骨折断端移位引起的疼痛。考虑软组织创伤引起者，可给予止疼药。

人工髋关节置换术后如何上下楼梯？

首先，楼梯应该是坚强牢靠的，并有坚强的扶手，上下楼梯时不要东张西望或向外眺望，上下楼梯时应该沿着一个轨迹上下。楼梯上不应该有任何障碍物，患者绕开障碍时有可能脱离扶手,这是相当危险的。一步一个阶梯,不应跨阶梯上下楼梯。

人工髋关节置换术后准备什么?

许多特殊设备对关节置换术病人很有用处,如助行器和拐杖、帮助取物用的取物杆、高脚靠背椅子、髋关节置换患者上马桶用的专用座椅等。

1. 助行器和拐杖:拐杖的高度要合适,拐杖理想的高度为双手自然垂立站时,拐杖的把手达到腰部。最好买重量轻的可调金属拐杖。助行器容易保持身体平衡,不易跌倒,在术后最初的一段时间比拐杖更适合病人使用。

2. 取物杆:为防止髋关节后脱位,患者术后不能弯腰取东西,因此,建议患者家里备用取物杆,帮助患者取低位的物品。

3. 卫生间和浴室:家庭使用的马桶普遍不适合人工关节置换术后的病人使用。家庭使用的马桶普遍较低,病人术后由于髋关节伤口疼痛,髋、膝关节屈曲活动范围有限,因此,建议患者将家中的马桶做些改造,在增加马桶高度的同时安装一个安全扶手。

进出浴盆是病人术后在家日常生活中最危险的事情,建议患者使用淋浴洗澡。地面湿后普遍较滑,患者容易滑倒。此外,应安装坚固把手,方便患者洗浴时扶持。

4. 椅子:患者家属可以定制高背椅子,椅子应该带把手,这样可以在坐下和站起时保持身体平衡。

以上仅仅介绍了比较普遍的日常生活问题,如果患者有任何不明白的问题,应及时与医生联系,医生会提供比较专业和正确的建议。

人工髋关节置换术后有哪些并发症？

髋关节置换术后的并发症有神经血管损伤、深静脉血栓、感染、骨折、关节脱位、假体松动等。关节置换术后发生坐骨神经损伤的发生概率很低，多发生在翻修手术中；全髋关节置换术后发生髋关节脱位约为3%，与髋关节手术史或翻修术、后路手术、假体位置安装不当、软组织张力不够、髋臼与股骨假体颈撞击、术后患者不合作等因素有关。尽管上述并发症发生率低，但一旦发生往往造成极其严重的后果，因此，术前医师应仔细制定手术方案，告知患者手术风险，并要告知患者术前及术后的注意事项，将人工髋关节置换的术后并发症降到最低点。

人工髋关节置换术术后为什么要查下肢静脉彩超？

人工髋关节置换术后，由于机体的高凝状态、人工关节假体激发凝血反应，以及患者术后肢体功能刚刚开始恢复，活动量少，下肢血液回流差，容易产生血栓，导致静脉血管栓塞。血栓发生后，可引起肢体肿胀、疼痛、血液循环障碍，甚至肺栓塞而危及生命。因此，术后患者下地前应该查下肢深静脉彩超，查看是否有深静脉血栓形成，若检查下肢有深静脉血栓形成，则应避免下地活动。

什么是深静脉血栓？

深静脉血栓是指血液非正常地在深静脉内凝结，属于下肢静脉回流障碍性疾病。血栓形成大都发生于制动状态，致病因素有血流缓慢、静脉壁损伤和高凝状态三大因素。血栓形成后，除少数能自行消融或局限于发生部位外，大部分会扩散至整个肢体的深静脉主干，若不能及时诊断和处理，多数血栓会发生后遗症，长时间影响患者的生活质量。患者活动时栓子脱落会引起肺栓塞，造成极为严重的后果。

人工髋关节置换术后深静脉血栓的发生率高吗？

髋关节置换术后，若不给予积极的预防，深静脉血栓的发生率高达40%～60%，在临床上，只有10%～17%的深静脉血栓患者有明显的症状，患肢肿胀、疼痛、肢体颜色变暗。深静脉血栓最严重的临床并发症是肺栓塞，死亡率高达9%～50%，绝大多数死亡病例是在几分钟到几小时内死亡的。深静脉血栓发生后，严重影响患者的肢体功能，降低了患者的生活质量，甚至危及患者的生命，因此，人工髋关节置换术后需用抗凝药，预防深静脉血栓的发生。

人工髋关节置换术后多长时间发生深静脉血栓？

有研究表明，人工髋关节置换术后的高凝状态持续至少4周，发生深静脉血栓的危险可持续到术后3个月。因此，目前预防性抗凝治疗的疗程的总体趋势是倾向于延长，接受髋关节置换的患者应该坚持服用抗凝药物。

深静脉血栓有什么症状？

下肢深静脉血栓形成的典型临床表现往往是患肢出现肿

胀、疼痛。但是血栓形成早期可以没有明显症状，这是静脉血栓容易被忽略的原因之一。术后患者若出现肿胀、疼痛症状，应高度怀疑有血栓形成，积极向医生咨询，并在医生的指导下做相关检查，确诊有无血栓形成。

深静脉血栓如何预防？

深静脉血栓是人工髋关节置换的较常见并发症，一旦脱落后果严重，但是我们可以通过各种治疗方法来预防深静脉血栓的发生，这些预防措施包括如下几个方面：

1. 抗凝药：髋关节置换术后 6 小时，患者应该开始不间断服用抗凝药物，直至术后 35 天。常用的抗凝药物有低分子肝素、华法林等。

2. 术后锻炼：髋关节置换术后，患者应该积极活动肢体，术后第 2 天患者应该积极做踝关节的跖屈和背伸活动，促进血液回流，患者伤口疼痛减轻后，应积极做肢体的屈曲抬高练习锻炼，彩超检查无深静脉血栓形成后，患者应该早下地活动，一方面锻炼肢体功能，另一方面促进血液回流，防止血液淤滞而发生血栓。

3. 物理疗法：术后给予患者双下肢弹力绷带缠裹，减少下肢血容量，促进血液回流。待患者伤口疼痛明显减轻后，可给予患者体外反搏治疗。此外，伤口疼痛减轻后，可用弹力袜代替弹力绷带，弹力袜不易脱落，不影响患者的活动，效果优于弹力绷带。

发生深静脉血栓怎么办？

1. 抗凝：只要病人没有出血倾向或凝血功能方面的问题，

一般首选抗凝治疗。抗凝治疗的作用在于防止血栓继续蔓延或形成新的血栓,给侧枝循环的开放、缓解症状争取条件,抗凝治疗的时间在3～6个月。

2. 非药物治疗:包括手术治疗和介入治疗。外科血栓切除术常并发血栓复发,多适应于术后近端深静脉血栓,患者肢体肿胀,并且年纪较轻,或适用于髂股静脉巨大血栓并发肢体坏疽的患者。介入治疗是用下腔静脉滤器在X线指引下通过颈内静脉或股静脉置入,在急性深静脉血栓的早期可防止栓子脱落造成肺栓塞。滤器置入后应恢复抗凝治疗,防止血栓复发。

3. 制动:患者在抗凝治疗的同时建议患者卧床休息几天,以避免栓子脱落造成肺栓塞。严禁按摩、推拿患肢,保持大便通畅,避免用力大便,以免造成腹压突然增高致血栓脱落。同时嘱患者卧床休息,并抬高患肢15～30度,以利于下肢静脉回流,减轻水肿。

人工髋关节置换术后感染发生率高吗?

感染是人工关节置换后最严重的并发症之一,髋关节置换术后的各种并发症中,感染的发病率并不算高,在全身各关节置换术中,髋关节置换术后的感染率最低,常见致病菌为金黄色葡萄球菌、链球菌、绿脓杆菌及革兰阴性杆菌。

患有不同疾病患者的术后感染率不同,在无预防性应用抗生素的前提下,施行全髋关节置换术后的感染率分别为骨性关节炎0.3%、类风湿关节炎1.2%,而牛皮癣患者和糖尿病患者术后髋关节的感染率分别为5.5%、5.6%。国内关于髋关节术后感染的统计报道约为0.3%。人工髋关节置换术后感染的发生率虽然不高,但一旦感染则是灾难性的,直接影响到手术的质量和术后的康复。并且髋关节术后感染发生再感染的几率很高，可达到17%，甚至更高。由于人工关节感染治疗的长期性和困难性以及极大的经济压力，给医生和患者带来了极大的挑战。患者接受关节置换的目的是为了减轻疼痛和提高生活质量，但感染的出现意味着他们必须接受长期的治疗和额外的手术费用及痛苦的康复过程，这些给患者带来了极大的身心创伤。

术前认真排除患者的感染疾患，术中彻底消毒及严格的无菌操作，术后积极抗感染治疗对预防感染很重要。

人工髋关节置换术感染原因以及各期特点是怎样的？

人工髋关节置换术后感染的原因很多，一般根据感染的临床原因及患者首发症状出现时间将全髋置换术后感染分为三期。

Ⅰ期：早发感染。发生于术后急性期，包括典型的切口感染，深部血肿感染及表浅感染逐步形成深部感染，多发生于术后3周。

Ⅱ期：深部迟发性感染。

Ⅲ期：晚期血源性感染。

急性感染多为手术过程中或术后伤口污染感染微生物所致，与手术环境、手术时间、术后护理有关，还与糖尿病等基础病致自身免疫功能降低与感染的发生与严重程度直接相关。多在手术切口尚未愈合时即可出现红肿热痛等感染迹象，深部迟发性感染的主要因素是低毒力细菌污染假体，并随假体置入体内。假体的钴、镍或钴铬合金或磨屑损害机体吞噬细胞防卫机制，骨水泥的单体释放也会影响细胞的吞噬功能，此类感染常表现在术后康复期及有疼痛等不适，多在6～12个月因症状加重就医；晚期血源性感染占髋关节置换术后感染的0.1%～0.7%，常见于有全身感染疾患或全身其他部位的疖、痈、软组织等感染的患者，多发生于手术1年至数年后，全身抵抗力低下时这些部位的感染灶经血液播散会引起人工关节迟发性感染。

人工髋关节置换术后感染有什么症状？

人工关节感染根据其发生的时间可分为早发感染、迟发感染和晚期血源性感染。早发感染发生于术后3周内，迟发感染发生于术后3周至术后1年。术后早发感染多由于术中污染或术后早期局部污染，由高毒力细菌引起。感染后可见体温持续性增高、患肢疼痛，尤其被动活动使疼痛加剧。有的病人可出现局部红肿、分泌物，甚至可见与髋关节相通的窦道。血液检查一般炎性指标均升高，早期可正常，但血沉通常增快；迟发感染多为术中污染，由附于假体表面的低毒力细菌引起。感染后，患者可在术后休息及负重时有疼痛症状，但很少出现像关节积脓感染的剧烈疼痛。

晚期髋关节血源性感染在术后多无症状，但1～2年后髋关节会突然出现疼痛。多由身体其他部位的疖、痈、呼吸道感染等局部组织细菌感染，经血源性播散引发。

当全身抵抗力低下时，这些部位的感染灶经血液播散引起人工关节迟发性感染，身体的其他部位可见原发感染灶症状，有时细菌播散至髋关节后出现与急性感染相同的症状。

在现代人工关节置换手术中，虽然感染的发生率已降至1.0%以下，但由于每年进行的人工关节置换手术的数目庞大，仍有相当数量的患者发生感染。人工关节置换术后，无论是急性、亚急性或慢性感染，都会产生严重后果，最终导致假体松动。因此，术前、术中及术后均应积极重视预防感染的发生。

怎么诊断人工髋关节置换术后感染？

诊断人工髋关节置换术后感染可从以下几项症状考虑：

1. 术后几天或几年发生发热、髋关节疼痛等症状。急性感染可见高热、术区红肿疼痛等，此时需注意术区感染化脓。Ⅱ、Ⅲ期感染全身症状可不明显，但髋关节疼痛并持续加重，此时则需特别注意，尽早就医。

2. 术后手术切口局部的红肿热痛，关节内积液等，Ⅱ、Ⅲ期感染的局部可无表现，但影像检查可见关节内积液增多。

3. 血液检验各项炎性指标，如白细胞计数、血沉、C反应蛋白等，感染后炎性指标通常阳性，血沉和C反应蛋白的灵敏性更高。

4、关节内穿刺并细菌培养。其中关节穿刺结果是最直观的诊断标准，如果为阳性则可明确诊断，并及时行手术处理。如果细菌检查结果为阴性，但有感染的症状和体症，不应放松警惕，可多次穿刺抽取关节液培养，或行关节翻修手术。

人工髋关节置换术后发生感染怎么办？

人工髋关节置换术后发生感染，需立即进行治疗，根据感染的分期、微生物种类，以及患者的自身情况等各方面综合考虑确定治疗方案。细菌培养及药敏实验结果出来前，可根据临床经验给予广谱抗生素。一旦关节内积液细菌培养阳性并确定致病菌，即可立即对症使用敏感抗生素控制感染。

早期急性感染（感染不超过4周）患者可行切开清创引流

术，将所有失活或炎性组织彻底清除，安装灌注负压引流管，术后予抗生素生理盐水灌注1周。对于低毒性细菌的慢性感染病例，在身体整体条件允许的情况下可行Ⅰ期假体去除，清创后再回植。因为在慢性感染的情况下，置入的人工关节通常是松动的，需去除后彻底清创，大量盐水冲洗，确定所有肉芽组织和坏死组织都已清除后，再次置入人工关节。相比Ⅰ期再置换而言，Ⅱ期再置换适用范围较广，是目前治疗假体感染最常用的方法。

凡不适于一期再置换的患者均可应用Ⅱ期再置换。Ⅱ期再置换即Ⅰ期清创后全身应用抗生素予以控制感染，待感染控制后再次置入假体。此法可有充足时间明确感染菌种，对症使用抗生素，可较好控制感染，尤其可控制全身感染，防止或减少血源性感染的机率。

另一种方法是关节切除成形术，即去除假体，骨水泥填充髋臼，股骨颈截骨，重塑髋关节。该方法的直接后遗症即下肢短缩。所以，仅适用于患者不耐大手术者、全身免疫功能低下者、髋臼缺损者等，对于重建后再次感染的患者，再置换的感染几率较大，也可行关节切除成形术。

对于髋关节置换后感染，预防的作用最重要，术前严格检查身体，控制基础病，术中做到严格无菌操作，术后正规换药，保持术区清洁，可明显降低术后感染的几率。

人工髋关节的使用寿命是多少？

股骨头柄分别采用钛合金、钴铬钼合金、超低碳不锈钢、纳米复合陶瓷材料制造，塑料内臼、髋臼采用无毒超高分子聚乙烯、陶瓷制造，金属杯采用钛合金（与钛合金、钴铬钼合金股骨头柄配合）和超低碳不锈钢材料制造。

钛合金理论寿命为 10～15 年；

钴铬钼合金理论寿命为 10～15 年；

超低碳不锈钢材料理论寿命为 4～6 年；

最新型金属对金属理论寿命 20 年以上。

目前临床上所使用的人工关节寿命普遍在 15～20 年，人工关节的寿命受到多方面的影响，材料的耐磨损度只是一方面，其他方面如患者体重、平时运动量、平时负重量等都有影响。因此，减轻体重、低强度的运动有利于延长人工关节的使用寿命。

人工髋关节置换术后为什么要注意预防脱位？

人工髋关节脱位可发生于全髋关节置换术后的各个时期，常发生在术后 10～12 周，其中术后前 5 周是脱位的高危时期，这个时期患者的软组织修复尚未牢固，关节囊及周围肌肉组织对人工关节的约束作用不强，如若患者不适当活动极易造成人工关节脱位。

矫正脱位很困难，髋关节脱位后可给予镇静和镇痛药物，在 X 线下经牵引复位，待完全复位后将患肢置于外展位 15 度，防止屈曲超过 60 度，必要时行骨牵引、膝上人字石膏管型固定或外展矫形支具固定，固定时间 6～13 周。当假体复位不良，且反复发生脱位时，通常需要行翻修手术。多次发生脱位极易造成人工关节不稳，反复脱位。因此，应该重视预防人工髋关节脱位。

人工髋关节术后脱位有什么症状？

发生人工髋关节脱位时常伴有沉闷的声音，甚至有时患者会自己感觉髋部出现"咔哒"一声,接着疼痛增加,患肢短缩,在髋关节后方可扪及脱位的股骨头。髋关节脱位后髋关节活动受限或活动时疼痛加剧,脱位后行X线检查可明确诊断。

什么是人工髋关节反复脱位?

初次全髋关节置换术后发生脱位的概率为0.3%～10%,维持其稳定性的一个重要因素是植入物的方向,特别是臼杯位置不良被认为是引起反复脱位的主要原因。假体位置良好而出现反复脱位的两大主要原因是撞击或软组织张力不足(主要是外展肌)。骨性撞击可能是由于髋臼周围的骨赘或初次全髋置换多残留的股骨颈引发,手术时应将其去除。另外,撞击也可能与假体的特点或患者的股骨及骨盆解剖有关,偶尔也发现有软织疤痕包块形成足够的撞击力量导致关节脱位。软组织方面,周围软组织张力不足,对股骨头的束缚作用弱,人工髋关节因而容易脱位。

什么叫假体松动?

假体松动是人工关节置换失败的最常见原因,也是术后返修术的主要原因。假体材料选择、设计、手术技巧、病人个体差异、体重大小及活动量,尤其骨水泥技术等均对人工髋关节术置换术后松动有重要影响。松动的主要原因是骨水泥机械性能差、假体与骨水泥分离。通过提高骨水泥技术,改进假体材料及设计,注重手术技巧,个体选择及生物相容性,应用药物治疗等,松动是可以延期或预防的。

股骨假体的松动常出现在术后早期,随着骨水泥技术的提高,术后6年股骨假体的松动率仅为1.7%,术后11年松动的发生率为3%；与股骨假体情况相反，髋臼假体的松动多发生在晚期，10~15年松动发生率为11%~41%。年轻患者和类风湿关节炎患者的松动发生率最高。

假体松动有什么症状？

假体松动通常会引起走路和负重时疼痛，疼痛部位在大腿或腹股沟区，休息后减轻，髋部旋转时加重。假体松动后可出现单腿站立时髋关节周围疼痛症状。此外，行走时还可出现避痛步态，有时患者会使短缩肢体转向外侧。

假体松动的原因是什么？

全髋关节置换后假体松动是此类手术的一个严重并发症，严重者必须行翻修手术，因此，认识假体松动的原因非常重要，引起假体松动的原因主要有感染、假体位置不当、手术区域骨质疏松、吸收、缺失等。

如何知道假体松动？

假体松动除有临床症状外，还需要结合X线表现。
骨水泥股骨柄假体松动
1. 股骨柄的外上1/3与相邻的骨水泥壳之间出现透光带。
2. 骨水泥外壳与周围骨质之间出现透光带。
3. 股骨柄和骨水泥一起下沉或股骨柄在骨水泥中下沉。
4. 股骨柄假体内翻增加。
5. 出现骨水泥薄弱或破碎的区域。
6. 骨水泥壳或股骨柄完全或不完全折断。

7. 在前后位或侧位上出现柄的变形。

无骨水泥股骨假体松动

1. 假体进行性下沉或可在髓腔内移动，部分假体周围可见分散的硬化线包绕，两者之间有增宽的透光带。

2. 假体的末端出现皮质骨密度增厚，多由局部载荷增加，缺乏均匀的应力传递所致。不过，此类假体早期下沉有利于股骨柄在髓腔内获得更稳定的位置，所以，虽然早期下沉，但股骨柄假体的固定可长期保持稳定。

骨水泥固定髋臼假体松动

1. 围绕骨水泥块的周围骨质出现骨吸收而致髋臼假体和周围骨质之间的透亮带宽度增加。

2. 骨水泥块和髋臼假体向上方或内侧突入骨盆，伴髋臼内侧皮质骨质。

3. 髋臼假体的倾斜角度发生变化。

4. 髋臼杯和骨水泥发生折断

需要注意的是，人工髋关节假体松动多需要连续 X 摄片来观察假体与周围骨质之间的变动情况，以利于明确诊断及观察病情变化。所以，髋关节置换术后一旦有髋关节不适症状，应定期去医院复查，以免延误病情。

人工髋关节术后如何预防脱位？

以下是患者应该做到的：

1. 在床上用一个外展枕头或外展位丁字鞋固定。

2. 高的扶手椅子和高的厕所坐位，保证坐位时髋关节高于膝关节。

3. 遵守髋关节屈曲度大于90度的原则。

4. 患者不内收及内旋，双腿不交叉，两腿不突然弯曲。

不能盘腿、跷二郎腿等。

5. 取低位的物品时，用一上肢撑扶于辅助物，先屈健侧髋膝关节，如不能够到，然后患肢膝关节屈曲取物。

6. 穿脱鞋时髋关节应该外展位，踝关节在对侧膝关节上面。

什么叫髋关节翻修术？

人工髋关节失去功能时，有必要行关节翻修手术，其中关节松动是实施翻修术的最主要原因，人工髋关节的使用寿命为15~20年，随着年龄的增长，人工髋关节出现老化、假体出现松动，这些变化会影响髋关节的功能。因此，当患者髋关节功能下降严重影响生活时，需要给予患者髋关节翻修术治疗。此外，髋关节翻修是对初次髋关节失败后的一种补救措施。人工髋关节置换后，可能出现假体断裂、反复髋关节脱位、假体周围骨折及术后感染等均可严重影响患者肢体功能，这时髋关节翻修可以作为一种补救性措施。

什么是骨质疏松症？

骨质疏松症是以慢性腰背疼痛，甚则畸形、骨折为主要表现的一种全身性骨量减少为特点的代谢性骨病变。有些人咳嗽几声就可以把肋骨咳断，有些人身高越来越矮，这可能都是由骨质疏松引起的。直至1993年在香港举行的第四届国际骨质疏松研讨会上，骨质疏松才有一个明确的定义，并得到世界的公认：原发性骨质疏松是以骨量减少、骨的微观结构退化为特征的，骨质变薄，骨小梁数量减少，致使骨的脆性增加以及易于发生骨折的一种全身性骨骼疾病。中医把骨质疏松症称为骨萎，属肾虚证。

骨质疏松症有什么特点？

骨质疏松症的特征是骨量下降和骨的微细结构破坏，表现为骨的脆性增加，因而骨折的危险性大为增加，即使是轻微的创伤或无外伤的情况下也容易发生骨折。骨质疏松症是一种多因素所致的慢性疾病。在骨折发生之前，通常无特殊临床表现。发病多缓慢个别较快，以骨骼疼痛、易于骨折为特征，化验检查基本正常。该病女性多于男性，常见于绝经后妇女和老年人。

什么是酒精性骨质疏松症？

酒精性骨质疏松症（AOP）是指因长期、大量的酒精摄入导致骨量减少，骨的微观结构破坏，骨脆性增加，骨折风险性增加的一种全身骨代谢紊乱性疾病，属于继发性骨质疏松症，亦为低转换型骨质疏松，是临床常见的酒精性骨病之一。

为什么绝经期妇女容易患骨质疏松症？

内分泌因素是骨质疏松的一个重要病因。女性病人由于雌激素缺乏造成骨质疏松，男性则为性功能减退所致睾酮水平下降引起的。骨质疏松症在绝经后妇女特别多见，瘦型妇女较胖型妇女容易出现骨质疏松症并易骨折。

与年龄相仿的正常妇女相比，骨质疏松症患者血雌激素水平未见有明显差异，说明雌激素减少并非是引起骨质疏松的唯一因素。

甲状旁腺功能和骨质疏松症有关系吗？

一般来说，老年人存在肾功能生理性减退，血钙降低，进而刺激甲状旁腺激素分泌。故多数学者报道，血中甲状旁腺激素浓度常随年龄增加而增加，增加幅度可达30%甚至更高。

降钙素和骨质疏松有关系吗？

有研究显示，各年龄组女性的血降钙素水平较男性低，绝经组妇女的血降钙素水平比绝经期妇女低，因此认为血降钙素水平的降低可能是女性易患骨质疏松的原因之一。静脉滴注钙剂后女性血降钙素的增高值明显低于男性，血降钙素的基础值与增高值均与年龄呈负相关。而骨量减少和骨质疏松症患者的降钙素储备功能则都降低，后者更为明显，这提示降钙素储备功能的降低可能参与了骨质疏松症的发生。对绝经后骨质疏松妇女的血降钙素水平报道多数是降低，但也有正常和轻度升高的报道。

综上来说，内分泌的因素主要是女性为雌激素缺乏、男性为睾酮水平下降、甲状旁腺功能亢进、血降钙素水平下降、成骨细胞功能下降、羟化酶活性及其他的内分泌失调性疾病如库欣综合征等。

骨质疏松症遗传吗？

骨质疏松症以白人尤其是北欧人种多见，其次为亚洲人，而黑人少见。骨密度为诊断骨质疏松症的重要指标，骨密度值主要决定于遗传因素，其次受环境因素的影响。近期研究指出，骨密度与维生素 D 受体基因型的多态性密切相关。1994年 Morrison 等报道维生素 D 受体基因型可以预测骨密度的不同，可占整个遗传影响的 75%。

什么样的饮食容易患骨质疏松症？

低钙饮食者易发生骨质疏松。维生素 D 的缺乏导致骨基质的矿化受损，可出现骨质软化症。维生素 C 是骨基质羟脯氨酸合成中不可缺少的，能保持骨基质的正常生长和维持骨细胞产生足量的碱性磷酸酶，如缺乏维生素 C 则可使骨基质合成减少。

废用性骨质疏松是什么意思？

肌肉对骨组织产生机械力的影响，肌肉发达、骨骼强壮，则骨密度值高。由于活动减少，肌肉强度减弱、机械刺激少、骨量减少，同时肌肉强度的减弱和协调障碍使老年人较易摔跤，伴有骨量减少时则易发生骨折。患有脑卒中等疾病后长期卧床不活动，因废用因素导致骨量丢失，容易出现骨质疏松。

哪些药物可导致骨质疏松症？

抗惊厥药，如苯妥英钠、苯巴比妥、卡马西平可引起治疗相关的维生素 D 缺乏以及肠道钙的吸收障碍，并且能继发甲状旁腺功能亢进。

过度使用包括铝制剂在内的制酸剂，能抑制磷酸盐的吸收以及导致骨矿物质的分解。糖皮质激素能直接抑制骨形成，降低肠道对钙的吸收，增加肾脏对钙的排泄，继发甲状旁腺功能障碍，以及性激素的产生。长期使用肝素会出现骨质疏松，具体机制未明。

吸烟、喝酒和骨质疏松症有关系吗？

酗酒对骨有直接毒性作用。吸烟能增加肝脏对雌激素的代谢以及对骨的直接作用，另外，还能造成体重下降并致提前绝经。长期的大强度运动可导致特发性骨质疏松症。

骨质疏松症能引起疼痛吗？

疼痛是原发性骨质疏松症最常见的症状，以腰背痛多见，占疼痛患者中的70%～80%。疼痛沿后背向两侧扩散，仰卧或坐位时疼痛减轻，直立时后伸或久立、久坐时疼痛加剧，白天疼痛轻，夜间和清晨醒来时加重，弯腰、肌肉运动、咳嗽、用力大便时加重。一般骨量丢失12%以上时即可出现骨痛。骨质疏松症时，椎体骨小梁萎缩、数量减少，椎体压缩变形，脊柱前屈。腰部肌肉为了纠正脊柱前屈，加倍收缩，肌肉疲劳甚至痉挛，产生疼痛。新近胸腰椎压缩性骨折，亦可产生急性疼痛，相应部位的脊柱棘突可有强烈压痛及叩击痛，一般2～3周后可逐渐减轻，部分患者可呈慢性腰痛。若压迫相应的脊神经可产生四肢放射痛、双下肢感觉运动障碍、肋间神经痛、胸骨后疼痛类似心绞痛，也可出现上腹痛类似急腹症。若压迫脊髓、马尾还影响膀胱、直肠功能。

骨质疏松症为什么引起身长缩短、驼背？

身长缩短、驼背多在疼痛后出现。脊椎椎体前部几乎多为松质骨组成，而且此部位是身体的支柱，负重量大，尤其第11、12胸椎及第3腰椎，负荷量更大，容易压缩变形，使脊椎前倾、背曲加剧、形成驼背，随着年龄增长，骨质疏松加重，驼背曲度加大，致使膝关节挛拘显著。

骨质疏松症还有其他什么严重并发症？

骨质疏松最直接、最严重的后果是骨折。骨质疏松引发的骨折在全身各个部位均可发生，但最常见的部位为髋部、脊柱、腕部和肋骨，严重影响患者的生活质量和患者寿命。如果出现髋关节骨折就比较严重，出现胸、腰椎压缩性骨折，会致脊椎后弯、胸廓畸形，可使肺活量和最大换气量显著减少，患者往往可出现胸闷、气短、呼吸困难等症状。这都是骨质疏松症严重的并发症。

为什么绝经期妇女容易得骨质疏松症？

骨质疏松可能与性激素水平低下、蛋白质合成性代谢刺激减弱以及成骨细胞功能减退、骨质形成减少等有关。雌激素有抑制破骨细胞活性、减少骨吸收和促进成骨细胞活性及骨质形成作用，并有拮抗皮质醇和甲状腺激素的作用。女性绝经期后，雌激素减低不使骨吸收加速而逐渐发生骨质疏松。

哪些人群需进行骨密度的检测？

65以上的绝经后妇女，尽管采取了各种预防措施，这类人群仍有发生骨质疏松的危险，如有骨质疏松症存在则应该进行相应的治疗。存在1个或1个以上危险因素、小于65岁的绝经后妇女、伴有脆性骨折的绝经后妇女、需根据BMD测定值来决定治疗的妇女、长期激素代替疗法的妇女、轻微创伤后出现骨折的男性、X线显示骨质减少的人群，以及存在可导致骨质疏松症的其他疾病的患者均需治疗。

怀疑骨质疏松症需要进行哪些化验检查？

1. 血钙、磷和碱性磷酸酶：在原发性骨质疏松症中，血清钙、磷以及碱性磷酸酶水平通常是正常的，骨折后数月碱性磷酸酶水平可增高。

2. 血甲状旁腺激素：应检查甲状旁腺功能除外继发性骨质疏松症。原发性骨质疏松症者血甲状旁腺激素水平可正常或升高。

3. 晨尿钙/肌酐比值：正常比值为 0.13 ± 0.01，尿钙排量过多则比值增高，提示有骨吸收率增加可能。

4. 骨影像学检查和骨密度：对于有局部症状的患者应摄取病变部位的X线片，即使无脊柱症状的患者也应摄取该部位的侧位片，以免遗漏椎体骨折。X线可以发现骨折以及其他病变，如骨关节炎、椎间盘疾病以及脊椎前移。骨质减少（低骨密度）摄片时可见骨透亮度增加、骨小梁减少及其间隙增宽、横行骨小梁消失、骨结构模糊，但通常需在骨量下降30%以上才能观察到。大体上可见因椎间盘膨出所致的椎体双凹变形，椎体前缘塌陷呈楔形变，亦称压缩性骨折，常见于第11、12胸椎和第1、2腰椎。

什么叫骨密度检测？

骨密度，全称骨骼矿物质密度，是骨骼强度的一个主要指标，以每平方厘米克（g/cm²）表示。骨密度值是一个绝对值。不同的骨密度检测仪的绝对值均不相同，人们通常用T值来判断自己的骨密度是否正常。T值是一个相对值，正常值参考范围在－1至＋1之间。当T值低于－2.5时为不正常。

1. 单光子骨密度仪测试：主要用于测量前臂桡骨、尺骨骨密度。此方法测量骨密度误差较大。

2. 双能X射线骨密度仪测试：主要测量腰椎、髋骨、胫骨等部位的骨密度。具有精度高、误差小、诊断率高等优点。

3. 超声波骨密度仪测试：用于测量桡骨、跟骨、髋骨、胫骨等部位的骨密度。测试结果不但可以准确反映骨密度水平，还能科学反映骨骼结构状况。具有无放射源、精度高、快速方便、费用低廉等优点。

怎么进行骨密度检测？

测量某部位的骨密度，可以用来评估总体的骨折发生危险度；测量特定部位的骨密度可以预测局部的骨折发生的危险性。定量计算机体层扫描骨密度检测最为准确，但CT只能测定脊柱的骨密度，骨赘会干扰测定值，而且费用较高。跟骨的定量超声可用于普通筛查，该方法费用低、便携且无电离辐射，但该方法不如计算机体层扫描准确，因此，不用来监测治疗效果。

怎么阅读骨密度检测报告单？

相信做过骨密度检测的人应该会对"T值"和"Z值"有

所印象。一般情况下，骨密度检测结果往往以"图片＋表格"的形式给予反馈："图片"直观展示的是被检者的骨密度数值位于中国男（女）性骨密度参照曲线图的具体位置；"表格"直接列出T值和Z值的数值。

T值是一个相对的数值，临床上通常用T值来判断人体的骨密度是否正常，其将检测者检测所得到骨密度与30～35岁健康年轻人的骨密度作比较，以得出高出（＋）或低于（－）年轻人的标准差数。

为什么骨质疏松症预防比治疗更重要？

骨质疏松症在出现骨折前多无症状，因此，事先确定患者的危险因素并采取相应的预防措施，例如改变饮食和生活习惯非常重要。药物只能使变细的骨小梁增粗，穿孔得以修复，但尚不能使已经断裂的骨小梁再连接，即已经破坏的骨组织微结构不能完全修复。

怎么预防骨质疏松症？

预防骨质疏松包括获得最佳峰值骨量、干预发生骨质疏松症的危险因素、减少骨量丢失。骨峰值决定于遗传因素和环境因素两方面。遗传因素是主要的，约占75％，但迄今尚无有效的干预措施，环境因素是可以调整控制的，包括摄入足够的钙、适当锻炼，尤其是负重锻炼可以增加骨峰值。消除危险因素也是预防骨质疏松症的一种有效手段，如戒烟和避免酗酒、过多咖啡因、低体重、长期制动以及过度运动都因应可能避免。对于必须摄入糖皮质激素以及其他有增加骨质疏松症危险因素的患者，应该采取一定的预防措施，尽可能使用最低有效剂量，可能的话采用吸入法使用激素，或使用激素的隔天疗法，以及进行肌肉增强锻炼法。多种类型的运动有助于骨量的维持，运动还能提高灵敏度以及平衡能力，鼓励骨质疏松症患者尽可能多活动。

营养对骨质疏松症预防有意义吗？

良好的营养对于预防骨质疏松症具有重要意义，包括足量的钙、维生素D、维生素C以及蛋白质。绝经后妇女每天1000～1500mg，65岁以后男性以及其他具有骨质疏松症危险因素的患者，推荐钙的摄入量为1500mg/d。个体小和蛋白质进量低的人群，钙的摄入量可略低于上述量。

碳酸钙、氯化钙、乳酸钙以及葡萄糖酸钙元素钙的含量分别为40％、27％、13％和9％。如果钙剂在进餐后服用，同时服用维生素D能促进钙的吸收，而且分次服用比1次服用效果好。维生素D的摄入量为400～800U/d。

怎么样减少骨质疏松症患者的骨折几率？

应尽量减少骨质疏松症患者摔倒几率，以减少髋骨骨折等。因为骨质疏松症患者骨质较差，轻微的、在正常人群不会引起骨折的外伤就可以导致骨质疏松症患者发生骨折。而骨折是骨质疏松症患者最严重的并发症，因此，预防摔跤在骨质疏松症患者尤其重要。

哪些药物可以用来治疗骨质疏松症？

用于治疗和阻止骨质疏松症发展的药物分为两大类，第一类为抑制骨吸收药，包括钙剂、维生素 D 及活性维生素 D、降钙素、二磷酸盐、雌激素以及异黄酮；第二类为促进骨性成药，包括氟化物、合成类固醇、甲状旁腺激素以及异黄酮。有效的药物治疗能阻止和治疗骨质疏松症，包括雌激素代替疗法、降钙素、选择性雌激素受体调节剂及二磷酸盐，这些药物可以阻止骨吸收但对骨形成的作用特别小。经验治疗发现，缓释氟化钠以及低剂量的甲状激腺激素（PTH）能增加骨形成，可以阻止雌激素缺乏妇女的骨量丢失，前者还可以减少椎体骨折的发生率。研究证实，这些药物能改善体质指数（BMI），对于性腺功能减退的骨质疏松症男性给予睾酮治疗能维持骨量。

什么是激素代替疗法？

激素代替疗法被认为是治疗绝经后妇女骨质疏松症的最佳选择，也是最有效的治疗方法。存在的问题是激素代替疗法可能带来其他系统的不良反应。激素代替疗法避免用于患有乳腺疾病的患者，以及不能耐受其副作用者。药物用雌激素，可用妊马雌酮（结合型雌激素），0.3～0.625mg/d，对于未切除子宫者，建议周期使用雌激素，即每天 1 次，连用 3 周，再停用 1 周。雌二醇能减轻骨吸收增加成骨细胞活性，阻止脊柱和髋骨的骨量丢失，建议绝经后即开始服用，在耐受的情况下终身服用。成人 0.1mg/d，周期服用，即连用 3 周，停用 1 周。

选择性雌激素受体调节剂能治疗骨质疏松症吗？

能防止骨质疏松，还能减少心血管疾病、乳腺癌和子宫内膜癌的发生率。这类药物有雷洛昔芬，是雌激素的激动药，能抑制骨吸收、增加脊柱和髋部的骨矿物质密度（BMD），能使椎体骨折的危险性下降 40%～50%，但疗效较雌激素差。

其他治疗骨质疏松症的药物还有哪些？

1. 二磷酸盐：阿伦膦酸盐，抑制破骨细胞的作用，同时具有预防与治疗骨质疏松症的效果。

2. 降钙素：借着皮下、肌肉注射或鼻孔吸收，对于停经 5 年以上的骨质疏松症妇女有效。副作用包括食欲减退，脸潮红、起疹子、恶心与头昏。停药后骨质流失速度会开始加快，因此，必须长期治疗。

3. 钙剂和维生素 D：联合用药效果较好。

4. 骨肽制剂：是目前临床新出现的用来治疗风湿类风湿的药品，对骨质疏松有效。

中医可以治疗骨质疏松症吗？

根据祖国传统医学理论，结合现代医学对绝经后骨质疏松症研究成果认为，绝经后骨质疏松症的根本原因是肾虚，再加上后天失调等原因而发生骨质疏松，治疗以补肾为主，结合健脾法。

哪些食品含钙量高？

富含钙质的食物，最常被人们提起的也不外乎牛奶、虾皮，每 100 克牛奶含钙 100 毫克左右，每 100 克食物中钙的含量大于 300 毫克的食物还有海带、紫菜、发菜、黑木耳等食物，有的钙含量甚至高达上千毫克。

骨质疏松症有哪些并发症？

骨质疏松症最严重的后果是骨折。在临床上主要发生在富含松质骨的区域，主要在髋部、胸腰椎、桡骨远端、肱骨近端及踝部。其中尤以髋部骨折最为严重，由于骨折后必须要卧床，故容易发生肺炎、静脉炎、泌尿系统感染及心脑血管异常，据国外报道，有10%～20%的病人在发病第1年内死亡，一半的病人生活不能自理。因此，预防骨质疏松症，避免发生并发症可以大大提高生活质量。

什么是拇外翻？

有些人在大拇趾根部鼓起一个大疙瘩，并且，大拇趾翻向外侧，这就是拇外翻。拇外翻是指拇趾骨和第一跖骨之关节倾斜超过15度，俗称大脚骨，多与遗传（约占80%以上），穿鞋不适有关。脚形难看，穿鞋变形，还伴有拇囊炎、疼痛。常常并发脚垫、鸡眼、爪形趾、其他脚趾畸形等。

拇外翻和先天因素有关吗？

跖趾关节是由关节、神经、肌肉和韧带组成的，任何可能引起上述病变的原因都可以引起拇外翻。先天因素包括关节、神经、肌肉等。例如扁平足、遗传及足底筋力的降低和不平衡等，使脚底机能降低，造成不稳定进而变形。

造成拇外翻的后天因素有哪些？

造成拇外翻的后天因素因穿着的鞋子不合脚所造成的。通常因穿鞋跟太高、过尖及过窄的鞋，使脚跟不易固定，对脚趾造成挤压摩擦及压迫，不但影响脚趾的伸展与活动，造成不适及疼痛，还会破坏了原本立足点的功能，从而使行走时全身重量落在足部前端，脚趾会因身体重量压迫逐渐变形，就会造成拇指外翻的现象。

拇外翻为什么会引起疼痛？

脚部疼痛轻重与畸形程度并不成比例，有时脚拇指畸形严重，疼痛却不明显。但大多数畸形严重的患者，都会出现不同程度的疼痛。疼痛主要是因为跖骨头的突出部分，长期受鞋帮的挤压、摩擦，使得局部皮肤增厚、骨质增生，并可在该处皮下产生滑囊、滑囊炎，引起红肿、疼痛。另外，第2脚趾向脚背方向突起，经常摩擦，出现鸡眼等问题，也会引起疼痛。

拇外翻可分为几个阶段？

拇外翻可逆阶段
大拇趾外翻10度左右，影响美观，没有疼痛感，脚掌有轻微脚茧，不会直接影响行走，穿高跟鞋会引起疼痛。

拇外翻挛缩阶段
大拇趾外翻10~20度，关节及韧带有炎症，第1、2脚趾明显挤压，脚掌明显变宽，足底脚茧明显，长时间行走易引起大拇趾关节疼痛及脚掌疼痛。

拇外翻严重阶段

大拇趾外翻20~40度，脚趾重叠、横弓塌陷、鸡眼、脚垫、扁平足、后跟疼痛、双脚受力难平衡，严重影响站立和行走。

大拇趾畸形阶段

大拇趾外翻40度以上，脚趾便会变形，拇趾严重重叠，脚趾不受力，足弓塌陷，难以行走。脚掌直接承受脚趾部分压力，足底有老茧，双足严重错误负力，各关节难以协调运作，导致人体生命立负力线改变，引起膝关节炎症腰酸背疼等。

拇外翻患者怎么进行脚部保养？

X线片显示，拇趾向外偏斜，第1、2跖骨间距增大，第1跖骨头内侧形成骨赘。晚期，第1跖趾关节间隙变窄，关节周围骨质有增生。患者多数是在青年时期形成的，中老年患者在预防方面主要是防止畸形加重，延缓骨性关节炎的发生。有拇外翻患者，在穿鞋时要宽松，鞋垫要垫厚，以减少对足的摩擦和刺激。经常用温水泡脚，按摩足趾能改善血液循环。经常充分活动足趾增强关节软骨的营养及足内肌的肌力，能防止关节软骨损伤，延缓骨性关节炎的发生。

大脚骨就是拇外翻吗？

拇外翻是指拇趾骨和第1跖骨之关节倾斜超过15度。俗称大脚骨。因此大脚骨是俗称，而拇外翻是学名，它们同指一种疾病，也就是一种疾病的两个名称，因此，我们平常所说的大脚骨就是医学上的拇外翻。

拇外翻怎么根据X线进行分类？

根据患者X光片上的变异，拇外翻的分类可有以下几种：

1. 拇趾外展角：患足站立（负重位），背跖位X线摄片，测量第一跖骨长轴与近节趾骨长轴的夹角。正常关节夹角为10～15度。数种涉及第一跖趾关节结构的不同畸形或联合畸形可使此角增大。

2. 远端关节固定角：近节趾骨长轴向外偏离近节趾骨基底关节面的垂线可导致拇趾过度外展。近节趾骨形态的这种结构关系称为远端关节固定角，拇趾内的明显畸形已成为近节趾骨截骨术的主要指征。

3. 近端关节固定角：第1跖骨平分线及跖骨头实际关节软骨垂线构成近端关节固定角，跖骨头关节面向外偏斜是一种主要畸形，必须加以注意才能获得成功的手术矫正。

拇外翻患者有哪些典型的临床表现？

1. 患者常合并有平足症，部分有家族史或长久站立工作或经常穿尖头鞋史。

2. 足拇趾外翻、旋转畸形，局部疼痛，行走困难。

3. 第2趾锤状趾，第2、3跖骨头跖面形成胼胝，第1跖关节突出部形成足拇囊炎。

怎么根据X线诊断拇外翻？

1. 第1、2跖骨夹角大于10度以上；

2. 各跖骨头张开，第1跖骨头跖面的籽骨向外移位；

3. 第1蹠趾关节内侧关节附近处可有骨赘形成，严重者可产生骨性关节炎；

4. 足拇的蹠趾关节轻度脱位。

可以根据拇外翻形成原因进行保守治疗吗？

由于肌肉肌紧张牵拉，拇趾沿其长轴外翻，并继续加重，在内侧的肌肉及其内籽骨向外移位，失去外展作用，进而在外侧的肌肉和肌腱挛缩，外侧关节囊挛缩并增厚，拇趾向外半脱位，腓侧籽骨移于第1、2跖骨头之间，拇趾外翻推动第一跖骨内翻，使足横弓加宽，至跖骨头内侧被鞋帮挤压摩擦，发生拇囊炎、疼痛，进而第一跖骨头变大形成向内侧突出的骨赘。由于拇内收肌紧张劳损，足横弓变平，第2、3跖骨头向跖侧塌陷，负重、摩擦致该处皮肤增厚形成胼胝，拇趾向外翻，挤压第2趾，占据其位置，将第2趾抬起与拇趾重叠，近趾间关节屈曲，成为锤状趾，突出于拇趾与第3趾背侧，近趾间关节背侧受鞋面摩擦、挤压，亦产生胼胝疼痛。

拇跖趾关节处于半脱位的位置，在长时间不正常应力的作用下，逐渐出现骨关节病、关节软骨破坏、骨质增生、关节间隙变窄，更为疼痛。

对轻症患者我们可以按其形成原因进行保守治疗。

拇外翻保守治疗有哪些辅具？

拇外翻矫正夹板（俗称大脚骨矫正器），通过其平面设计达到脚拇指根骨关节的减压效果，外形符合需矫正关节的生理结构特点。具备负重矫正效果，能有效降低关节退化机会。对脚拇指根部关节的术后固定有显著疗效。拇外翻矫正夹板主要采用力学结合理疗原理，可日夜使用。

重症拇外翻患者怎么进行治疗？

疼痛的情形难以忍受，已经影响到日常生活，则需要考虑采用手术的方式和专业量身订做的矫正鞋弓垫来减轻疼痛及不舒服的感觉，以达到骨头重建及软组织平衡。

拇外翻可以自己根据情况进行治疗吗？

大拇趾外翻对成人而言是相当普遍的，目前为止最佳治疗方法仍然未有定论，建议有拇指外翻症状疑虑者，应先到具有专业足部诊测设备单位作彻底的足部检查，以选择最合适的治疗方式，并根据病患疼痛的部位、畸形的程度来考虑、选择改善治疗的最佳方式。大多数的患者只要一般的非手术治疗就可以，少数患者则需要手术治疗。

什么是拇外翻的非手术疗法？

轻度的脚拇外翻，疼痛也比较轻的患者，可通过按摩脚拇指、向足内侧搬动脚拇趾等方法治疗。也可在脚拇指和第二脚指之间夹棉垫，或夜间时在脚拇指的内侧缚一块直的夹板，使脚拇趾变直。

拇外翻的手术疗法有哪些？

传统拇外翻手术矫正可归为以下6类方式：
1、第1跖趾关节成形术；

2、拇囊肿切除术及软组织手术；

3、跖骨近端截骨术；

4、跖骨基底截骨术；

5、特殊手术；

6、拇趾人工假体置换术。

此上6种手术是国际公认拇外翻的标准治疗方法，相比于其他治疗方法，手术从病因入手彻底解决拇外翻，手术疗效肯定，全世界已有数亿患者接受手术治疗，手术方法成熟。

中西医结合微创技术治疗拇外翻有哪些优势？

1. 采用微创手术，进行骨赘削磨及截骨，组织创伤相对较小，伤口及周围组织易于修复。

2. 术中不需使用内固定物，而采用中医正骨手法和小夹板纸压垫原理处理矫形后的截骨断端，使之获得生物性固定，利于骨折的愈合。

3. 对籽骨和拇内收肌不另行处理，不破坏前足横弓的稳定结构，减少术后并发症的产生。

4. 术后强调动静结合，早期功能活动，减少关节粘连，避免出现拇趾僵直。

5. 术后采用中医中药，促进骨折愈合及伤口愈合、加速局部肿胀消失。

6. 术后康复时间较短，痛苦不大。

7. 费用相对较低。

哪些拇外翻患者需要进行手术治疗？

中西医结合微创技术治疗拇外翻的手术指征如下：

1. 轻、中、重度拇趾外翻畸形。

2. 拇外翻矫正术后，畸形复发，第1跖趾关节功能尚好的拇外翻患者。

疼痛厉害、畸形严重的患者可手术治疗，手术主要是将滑囊、增生的骨质切除。如果跖趾关节内侧的关节囊过松，可以通过重叠缝合部分关节囊使其紧缩。拇内收肌腱切断术和第1跖骨截骨术也是常用的方法。

对中老年拇外翻患者先用保守治疗，目的是减轻或缓解疼痛。病人应减少行走或站立时间，穿鞋要宽松、舒适。每天用温水泡脚，外用樟脑酊、红花油等消肿、止痛。

中老年拇外翻患者治疗的目的主要在于消除疼痛，恢复行走，提高生活质量。首先应先行保守治疗，如疼痛能缓解就应坚持下去。手术治疗本身创伤较小，疼痛重者可考虑手术治疗，但要在身体状况允许的情况下进行。如有严重疾病手术应慎重。手术方法很多，要依据畸形程度选择合适的方法。

拇外翻手术后需要怎么进行康复？

术后24小时

术后用软枕将患肢抬高15～30度，以促进血液循环，减轻患足水肿，严密观测趾端血液循环情况，即观测患足皮肤颜色、温度、感觉与肿胀情况。

术后24小时到1周

患者可下地床边站立，逐日增加，至少3次，每次时间以不引起患肢肌肉过度疲惫为宜。除拇趾外，其余四趾、踝关节、膝关节可进行主动及被动活动，每天4～5次，每次2～3分钟。注意应逐渐增加活动量，以免影响手术部位的稳定。患者可在家人扶持下拄拐上厕所，但要注意幸免碰触拇趾，以防断端发生错位。

拇外翻手术后 1～3 周

1. 患者可去掉助形器室内行走，逐渐增加行走间隔，以不超过 50 米为宜。行走时应足跟负重，以爱护骨折断端。

2. 指导患者进行拇趾趾间关节主动及被动屈伸锻炼。

3. 指导患者或家属用拇指、食指及中指将拇趾向内侧搬压，使其轻度内翻 5～10 度，每次 15 分钟，逐日 9 次，早、中、晚各 3 次，目的是穿鞋后大拇趾恢复正常位置。

4. 患足术后 12 天拆线，2～3 天后可用红花、路路通煎煮熏蒸，待水温降至 50℃左右时，将患足浸入进行外洗，以促进血液与淋巴液的循环，利于水肿的消散。

术后 3～5 周

1. 患者可增加行走间隔，以肌肉略感酸胀、手术部位水肿不加重为宜。

2. 开始对跖趾关节进行主动及被动锻炼，由小到大逐渐增加锻炼的幅度，如用足趾反复夹取放在地上的一块纱布，每天 3 次。

术后 5～6 周

去除弹力绷带软包扎，穿上自己宽松、柔软的鞋子正常行走，连续进行跖趾关节功能锻炼。

拇外翻手术后 3 个月

患者可恢复体育活动及重体力劳动。

术后 3～6 月

应穿宽松的鞋，以防复发。

拇外翻手术后的康复应注意什么问题？

1. 拆线问题。足部皮肤愈合慢，一般建议晚一些拆线。

如出现愈合差、拆线后有小裂口，用蝶形胶布拉合即可。

2. 拄拐及负重问题。如为简单手术，手术后可以不拄拐；如为复杂手术，或截骨矫形手术，术后需要拄拐3~8周，足跟可着地。如有截骨矫形操作，前足负重须待截骨处愈合之后，一般为3个月。

3. 夹垫问题。为预防足拇外翻复发，为内侧关节囊瓣的愈合提供宽松环境，一般在手术后需要在第1、2趾间隙处夹一垫，使拇趾保持矫正后的位置。夹垫可以用布团自制，也可外购制成品。夹垫时间一般在3~6周左右。